診断推論 Step by Step

症例提示の6ステップで鑑別診断を絞り込む

編著 酒見 英太
洛和会京都医学教育センター所長
洛和会音羽病院副院長

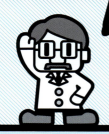
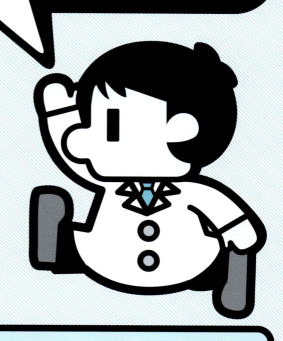

内科系ジェネラリストのための思考トレーニング

株式会社 新興医学出版社

序文

　1998年4月に京都で始まり，ほどなく私も加わった京都GIMカンファレンスのような症例カンファレンスが，今では全国各地で開催されていると聞く．提示者しか最終診断名を知らない症例につき，まったく予備知識なしにぶっつけ本番で，参加者が鑑別診断を考えながら，病歴，身体所見，初期検査の各段階で自由に質問をし，診断を絞っていくプロセスは，まさに謎解きのスリルを味わいながら行う診断推論の醍醐味を味わわせてくれる．

　さて，本書は新興医学出版社の内科系総合雑誌 Modern Physician に2012年4月から掲載された「診断推論トレーニング」シリーズを書籍化したものである．お読みになった方はすぐにお気づきになると思うが，本書は1992年に始まったNEJM誌のClinical Problem Solving (CPS)シリーズの体裁を手本にしている．また，インターネット上無料で視聴できるNIH Videocasting の Contemporary Clinical Medicine: Great Teachers シリーズ中，Mysterious Casesと題された症例カンファでTierney先生のような有名どころが実演している診断推論とも似ている．

　ただし，おおまかな患者のプロフィールと主訴だけを聞いた段階で臨床医の頭の中ですでに始まっている診断仮説さえもあからさまにするために，何を想定してどんな病歴を聴取するかまでも明らかにしたため，CPSよりは幾分「頭でっかち」になっており，かつ初期段階で鑑別診断を想起するための便（よすが）も提供するように努めた．また，病歴を取り終えた時点で症例提示にも役立つようSemantic qualifierを意識した病歴のまとめを挿入した．その後，身体所見提示に先立って，取りたい身体所見とその理由も明らかにするようにした．なお，字面だけだとどうしても臨場感が弱くなるため，身体所見はイラストの上に重要な所見を図示するように試みた．さらに身体所見を得たうえで，なるべく診断に直結する検査を選択理由とともに挙げるように心がけた．

　いずれのケースも優れた診断医なら各段階でここまで考えるという欲張ったレベルを目指したつもりである．なお，Case 17のショックの症例では，病歴と身体所見は画像・生理・検体検査と並行して迅速に取られたと解釈していただきたい．

　個々の臨床医が個人で直接担当できる症例数は一生かけても知れている．一方，忙しすぎる臨床の場で，十分吟味する余裕なく流してしまっている症例に関しては，数をこなしても臨床経験として定着せず，教訓も残らない．そこへいくと，冒頭に述べたようなぶっつけ本番の症例カンファレンスで，他人が経験した教訓を含んだ症例を，実際の臨床現場を再現したような臨場感をもって追体験することは，いわば自己の「経験症例」を効率よく増やしていることになり，記憶への定着もよいと考えられる．そして，そのようなカンファレンスへの参加の機会が得られない人，あるいはさらに追加でそれに近い学習をしたい人のために，NEJMのCPSシリーズや本書の存在意義があるのではないかと考えている．読者は，各提示段階で自分ならいかに考えるかをメモしつつ各診断推論のステップを読み進んでいただければ，カンファレンスへの能動的参加と同じくらいの学習効果が期待できるのではないかと期待している．

　各症例の所見や診断推論の展開につき意見や異見があれば，遠慮なく編著者までご連絡いただきたい．本書が診断推論のトレーニングを希望する内科系ジェネラリストのお役に少しでも立てれば嬉しい．

2015年2月吉日　酒見英太

CONTENTS 診断推論 Step by Step
症例提示の6ステップで鑑別診断を絞り込む

Case 1	繰り返す意識障害	植西　憲達	7
Case 2	帰国後2週間してからの発熱	土井　朝子	12
Case 3	難治性浮腫	酒見　英太	16
Case 4	しつこい胸腹部痛と頑固な便秘	酒見　英太	21
Case 5	意図せぬ緩徐な体重減少	上田　剛士	25
Case 6	3日間で進行した意識障害	羽田野義郎	31
Case 7	繰り返す紫斑と血腫	上田　剛士	36
Case 8	発熱，水溶性下痢と嘔吐	碓井　文隆	41
Case 9	亜急性の手足浮腫	植西　憲達	46
Case 10	間歇的に起こる発熱	栗山　明	51
Case 11	反復する意識障害	植西　憲達	56

Case 12	9日前からの片腕の不随意運動	酒見 英太	61
Case 13	咽頭痛, 頸部リンパ節腫脹	酒見 英太	65
Case 14	急性の右の腹痛	酒見 英太	69
Case 15	1年前からの両下腿浮腫	上田 剛士	74
Case 16	全身浮腫に続く意識障害	植西 憲達	80
Case 17	胸痛と呼吸苦に続くショック	植西 憲達	86
Case 18	2週間続く発熱	酒見 英太	91
Case 19	1週間前から増悪する倦怠感	金森 真紀	96
Case 20	下肢に強い四肢のしびれ	酒見 英太	101
Case 21	1時間前からの意識障害	植西 憲達	106

My Clinical Pearls（診断編）……………………… 酒見 英太 *35, 45, 95*

最終診断一覧 ……………………………………………………………… *118*

INDEX ……………………………………………………………… *112*

■ 執筆者一覧

編著者

酒見　英太	洛和会京都医学教育センター 所長 洛和会音羽病院 副院長	

執筆

上田　剛士	洛和会丸太町病院救急・総合診療科 医長
植西　憲達	藤田保健衛生大学医学部救急総合内科 教授
碓井　文隆	康生会武田病院消化器センター（消化器内科）
金森　真紀	洛和会音羽病院総合診療科 医長
栗山　明	倉敷中央病院総合診療科 副医長
酒見　英太	洛和会京都医学教育センター 所長 洛和会音羽病院 副院長
土井　朝子	神戸市立医療センター中央市民病院綜合診療科 医長
羽田野義郎	マヒドン大学熱帯医学部

Case 1　繰り返す意識障害

■ 植西　憲達

症例提示 1　患者プロフィールと主訴

　大酒家で慢性心不全，徐脈性心房細動（ペースメーカー植え込み後）と右上肢・左下肢動脈塞栓性閉塞，左内頸動脈狭窄の既往のある 88 歳男性が，2 ヵ月前から 30 分程度続く意識障害を繰り返して起こすため来院した．

診断推論 1

　大酒家であり，アルコールに関連する意識障害 ① アルコール自体の作用（アルコール中毒）② Wernicke 脳症 ③ アルコール離脱症状 ④ 低血糖 ⑤ 肝性脳症をまずは思い浮かべる．意識状態の確認，飲酒と意識障害のタイミング，歩行時の失調の有無，発汗や焦燥感・動悸・けいれん・手の震え・動悸などのアルコール離脱や低血糖でみられる交感神経興奮症状の有無，肝硬変の過去の指摘や腹水による腹部膨満や浮腫，黄疸の有無を確認したい．繰り返す意識障害の場合は低血糖や肝性脳症のほかに甲状腺機能低下症や副腎機能低下症などの代謝・内分泌疾患を考える必要がある．合わせて徐脈性心房細動の既往は甲状腺機能低下症に合うものであ

表 1　意識障害の鑑別：AEIOU-TIPS

A	Alcohol	急性中毒，離脱，Wernicke 脳症，AKA
E	Encephalopathy	高血圧性，肝性，浸透圧性
	Electrolytes	Na↑↓，Ca↑，Mg↑
	Endocrine-metabolic	甲状腺，副腎，下垂体，副甲状腺，ポルフィリア
I	Insulin	低血糖，高血糖（HHC，DKA）
O	Oxygen	O_2↓，CO_2↑，CO 中毒，CN 中毒
	Overdose	麻薬・鎮痛薬，向精神薬
U	Uremia	尿毒症
T	Trauma	頭部外傷
	Tumor	頭蓋内腫瘍，傍腫瘍症候群
	Temperature	低体温，高体温（熱射病，NMS）
I	Infection/Inflammation	脳炎，髄膜炎，敗血症
P	Psychiatric	ヒステリー，過換気症候群，カタトニー，重症うつ
	Poison	中毒
	Perfusion, micro	TTP，IVL，過粘度症候群，脂肪塞栓症
S	Shock	ショック
	Stroke	脳卒中（SAH を含む）
	Seizure	postictal，non-convulsive seizure

AKA：アルコール性ケトアシドーシス，HHC：高浸透圧性高血糖性昏睡，DKA：糖尿病性ケトアシドーシス
NMS：神経遮断薬性悪性症候群，TTP：血栓性血小板減少性紫斑病，IVL：血管内リンパ腫症
SAH：クモ膜下出血
（酒見英太 編：診察エッセンシャルズ新訂版 6 刷．日経メディカル開発，東京，P406，2014 より引用）

る．寒がり，便秘，嗄声がないかを確認したい．また，高齢者では特に薬剤性は重要であり，意識に変化を与えるような薬剤，たとえば睡眠薬や抗ヒスタミン／抗コリン薬などが投与されていないかを確認したい．徐脈性心房細動があり，ペースメーカー機能不全による徐脈に伴う血圧低下の可能性も考える．最近のペースメーカーチェックはいつ行われているかの確認も必要である．複数の心血管疾患をもっており，脳血管疾患も考える必要がある．意識障害出現時に他の神経脱落症状がないかを確認したい．

症例提示2　現病歴・既往歴・使用薬物・社会歴・家族歴

　同居の長男によれば，2ヵ月前より，ときどき目の焦点が合わなくなりぼーっとし，呼びかけても応答しなかったり，唸り声を上げるようなことがあった．本人曰く，意識が消失することはないが，意識が遠くなりそうになり，冷汗が出るような感じがするとのこと．動悸，けいれん，手の震えはなく，複視や麻痺や感覚異常，歩行障害は起こらないとのこと．30分ほどするといつも通りに戻る．近医の往診にて心因性反応を疑われ，抑肝散(よくかんさん)を処方されたが，効果はなかった．夕食前に起こることが多く，座位でも臥位でも起こる．始めは週に2～3回程度の頻度であったが，ここ2週間は1日に昼食前と夕食前の2回程度起こすようになった．食事をとらなくても自然に回復することもある．受診3日前に頭部CTを撮影されているが年齢相応の萎縮程度の所見であった．受診当日，昼に同症状があり，近医にてビタミンB₁およびブドウ糖を静注されたところ，症状は1分程度で改善した．夕食前に再び同発作が出現したため当院紹介受診となった．

　飲酒に関しては，ビール，焼酎，日本酒，ワインなどを朝から晩までずっと飲んでいるが，長男も量を把握しきれていない．本人の申告ではビール1L，焼酎60 mL，日本酒1～2合，ワインをグラス1杯程度とのこと．発作は飲んでいる最中にも起こるし，飲んでいないときにも起こるとのこと．食欲は良好であった．

　発熱，悪寒，体重減少や増加，食欲低下などの全身症状はなく，嗄声，便秘，寒がり，黄疸，腹部膨満もなかった．

　2年前に徐脈性心房細動に対して人工ペースメーカーが植え込まれているがその後ペースメーカーのチェックはされていない．

【使用薬剤】アスピリン，クロピドグレル，ワルファリン，ベラパミル，メチルジゴキシン，バルサルタン，アロプリノール，アスパラギン酸カリウム，ポリカルボフィル，ユビデカレノン，ゾピクロン，桂枝加芍薬湯(けいしかしゃくやくとう)，意識障害発作が出てから抑肝散加陳皮半夏(よくかんさんかちんぴはんげ)．

【既往歴】2年前に高血圧，心不全，腹部大動脈瘤を指摘されている．また同年右上腕動脈と左浅大腿動脈にPTA，左内頸動脈狭窄に対して内頸動脈ステント留置をされている．

【嗜好品】30～40本/日×38年の喫煙後，30年前に禁煙．

診断推論2

　近医によるブドウ糖とビタミンB₁で迅速に意識が回復しているとのことであり，低血糖やWernicke脳症の可能性が非常に高くなる．さらに食前に起こること，意識障害発作中に冷汗があることから，低血糖の可能性が高いと考えられる．低血糖であれば，何が原因かということを診断する必要がある．糖尿病もなく，インスリンや経口血糖降下薬の使用もない．大酒家

であり，低栄養，アルコール自体もしくは肝障害によるものの可能性が上がる．その他の原因として，家人が糖尿病薬を使用しているかどうか，本人がそれを間違えて使用している可能性はないかをまず否定しておく必要がある．他に低血糖を起こす原因として，やはり甲状腺機能低下症の可能性は変わらずある．高血圧があり，食事もとれており，体重減少もなく副腎機能不全の可能性は下がる．繰り返す低血糖であるなら，インスリノーマは鑑別として考える必要がある．

逆に，糖とビタミンB_1投与ですぐに回復する意識障害であり，電解質異常，肝性脳症，ペースメーカー機能不全や脳循環障害の可能性は下がる．

症例提示3　追加の質問に対する返答

家人は健康でインスリンも経口血糖降下薬も使用しておらず，本人の手に届くところに薬を置いていないとのことであった．

※Semantic qualifier を意識した病歴の要約

大酒家で複数の心血管疾患をもつ超高齢男性が，2ヵ月前から繰り返す30分ほど持続する意識障害をきたしている．一度はブドウ糖とビタミンB_1の投与で迅速に意識障害が回復した．発熱，体重変化，食欲低下などの全身症状や嗄声，寒冷不耐，便秘，黄疸，腹部膨満はない．

 診断推論3

まずは意識障害の原因として低血糖をまず考えるので，実際は病歴および身体診察をとりながら，迅速血糖検査を行うべきである．低血糖があるのであれば，糖の投与を行う必要があるが，その前に大酒家でありWernicke脳症の可能性が否定ができないので意識状態，眼球運動障害や眼振の有無，失調の有無の確認を行い，測定のための検体採取後ビタミンB_1の投与も忘れない．

低栄養の可能性もあり，るいそうの有無や皮下脂肪の量にも注意を払いたい．アルコール性肝障害の可能性があり，肝硬変の徴候としてのクモ状血管腫や手掌紅斑，肝脾腫，腹壁静脈拡張，睾丸萎縮，痔核，便潜血をチェックしたい．甲状腺機能低下症の随伴徴候として，低体温，毛髪の脆弱性，眉毛の外側の脱落，甲状腺の腫大，嗄声，下腿浮腫，アキレス腱反射の弛緩相の遅延を確認したい．副腎機能低下症については血圧，皮膚の色素の確認をしたい．

症例提示4　身体所見

- 【概　観】なんとなくぼーっとしている．JCS I -1. 呼びかけへの返答が遅い．嗄声なし．アルコール臭なし．中肉中背（160 cm，55 kg）でるいそうなし，発汗を認める，皮膚色正常範囲．
- 【バイタル】T 35.1℃，R 18/分，BP 160/80 mmHg，P 90/分　不整．
- 【頭　部】毛髪脆弱性なし，眉毛正常，瞳孔左右正円同大，対光反射迅速，眼球運動異常なし，眼振なし，粘膜に蒼白・黄染なし．
- 【頸　部】甲状腺腫大なし，リンパ節腫脹なし，頸動脈血管雑音なし．
- 【胸　部】クモ状血管腫なし，女性化乳房なし，心尖部は鎖骨中線より外方に触れる．

聴診上，心拍不整以外過剰心音や雑音なし，肺に異常なし．
【腹　部】皮膚病変なし，平坦，軟，腸雑音正常，腹壁静脈拡張なし，圧痛・腫瘤なし，肝叩打痛なし，肝脾触知せず，Traube三角は鼓音．
【陰部・直腸】陰毛・睾丸正常，内痔核なし，前立腺やや大きめも結節なし，茶色便潜血陰性
【四　肢】浮腫なし，バチ指なし，上腕の皮下脂肪は正常
【皮　膚】正常皮膚色，色素沈着・脱失なし，クモ状血管腫・出血斑・皮疹なし
【神　経】脳神経・運動・腱反射・感覚・協調運動に異常なし

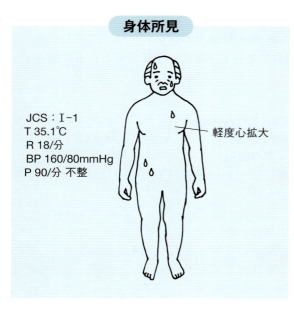

身体所見

JCS：I-1
T 35.1℃
R 18/分
BP 160/80mmHg
P 90/分 不整

軽度心拡大

 診断推論4

　発汗と意識障害は，やはり低血糖の可能性が高く血糖の確認を急ぐ．低血糖が確認されれば，原因診断が必要である．低血糖時の血清インスリン濃度（IRI）はぜひ同時に提出しておきたい．るいそうなく低栄養は可能性が低い．まずは，肝硬変除外のために採血（CBC，生化学，凝固系）が必要．さらにTSHとFT_4の測定も行い甲状腺機能低下の有無を確認する．なお，この患者は抗不整脈薬のような低血糖をきたしうる薬剤は飲んでいない．
　血圧はむしろ高く，副腎皮質機能低下症やペースメーカー不全は否定的である．神経巣症候がなく，脳血管障害の可能性も低い．

症例提示5　初期検査結果

【血液検査】血糖33 mg/dL（迅速検査は"Low"），WBC 5,900/μL，Hb 15.0 g/dL，Plt 19.2万/μL，Na 141 mEq/L，K 3.6 mEq/L，Cl 106 mEq/L，Ca 9.4 mg/dL，AST 31 IU/L，ALT 16 IU/L，ALP 192 IU/L，γGTP 70 IU/L，T-Bil 0.6 mg/dL，TP 6.9 g/dL，Alb 3.7 g/dL，PT-INR 1.05，APTT 28秒，TSH 4.26 μU/mL，FT_4 1.20 ng/dL．

 診断推論5

　やはり低血糖であった．これが意識障害の原因と診断するために，ブドウ糖の投与による意識の改善の確認が必要である．肝硬変があったとしても，血小板数正常であり，蛋白合成能や凝固能は保たれている．甲状腺機能低下症もホルモン値から否定．低血糖の原因として他を探りたい．そのためには，低血糖時の血清インスリン濃度の測定により低血糖がインスリン過剰によるものか，そうでないかを振り分けることが有効である．

症例提示6　精査結果と最終診断

　ブドウ糖投与にて意識は清明となり，低血糖が意識障害の原因であることが確認された．血清インスリン濃度 1170 μIU/mL（正常 1.84〜12.2 μIU/mL，低血糖時＜6 μIU/mL）．

　血清インスリン濃度は異常高値であった．インスリン過剰状態の低血糖の鑑別は以下の通りである．

【内因性】インスリノーマ，膵外性インスリン産生腫瘍，膵島細胞の過形成，
　　　　　インスリン自己免疫症候群，ダンピング症候群．

【外因性】薬剤性：インスリン，SU剤，ジソピラミド，ペンタミジンなど．

　ただ，これだけの異常高値はインスリノーマでもみられることはまずない[1]．インスリン著明高値からインスリン自己免疫症候群を疑い，インスリン抗体を測定したところ，以下の結果を得た．

　インスリン抗体結合率 86％，遊離インスリン 25 μU/mL，総インスリン 820 μU/mL．

最終診断：インスリン自己免疫症候群（おそらく特発性）．

本症例のその後の経過

　インスリン自己免疫症候群は分泌されたインスリンが血中の自己抗体に結合し，不適切なタイミング（たとえば空腹時）でインスリンが抗体から遊離して低血糖を引き起こす疾患である[2]．特に-SH基をもつ薬剤（チアマゾール，グルタチオン，α-リポ酸）による薬剤誘発例，また自己免疫病（関節リウマチ，橋本病，SLE）との合併例がみられるが，特発性も多い．

　本例では薬剤性も他の自己免疫疾患の合併も否定的であった．

　治療の目標は食後の血糖の上昇をなだらかにして，膵臓からのインスリンの放出を抑えることで抗体と結合するインスリンの量を減らすことであり，本例でも食事を少量ずつ小分けにして，α-グルコシダーゼ阻害薬であるボグリボースを使用したところ低血糖発作の頻度は低下した．

　多くの例で自然寛解がみられるが，本例でも1年の経過で低血糖発作はみられなくなった．

Clinical Pearls

1. 繰り返す意識障害（数分以上持続するもの）をみたら代謝・内分泌疾患を考える．
2. 初めて診断される低血糖をみた場合は，原因を追求する必要がある．その場合，低血糖時の血清インスリン濃度を測定することにより診断を絞ることができる．
3. 血清インスリン著明高値をみた場合はインスリノーマよりはインスリン自己免疫症候群を考える．

文献

1) O'Brien T, O'Brien PC, Service FJ：Insulin surrogates in insulinoma. J Clin Endocrinol Metab 77：448-451, 1993
2) 平田幸正：インスリン自己免疫症候群．日本臨牀 60 増刊：815-820, 2002

Case 2 帰国後2週間してからの発熱

■ 土井　朝子

症例提示1　患者プロフィールと主訴

生来健康な25歳女性が，インドネシアから帰国2週間後発症の頭痛や咽頭痛を伴う発熱にて来院した．

診断推論1

　生来健康な女子の帰国後に発症した発熱であり，鑑別はまずは渡航後の発熱を挙げなくてはならない．渡航地で流行している疾患とその潜伏期間，および本人の現地での行動様式からまずは鑑別を考える．デング熱やチクングニヤ熱の潜伏期間は1週間以内なので，帰国後2週間経過してからの発熱では可能性が下がる．その他でもっとも一般的な疾患はマラリアであるが，その他としては腸チフス，レプトスピラ症，ツツガムシ病，ウイルス性としてはA型肝炎も考えておく．発熱以外の症状はないのか確認したい．性交歴によってはB型肝炎やHIVによるprimary retroviral syndromeも考える．予防接種，予防内服についての病歴も重要である．もちろん海外渡航と関連のない疾患もありうる．帰国後に感染したA群溶連菌性咽頭炎やウイルス性上気道炎などの，渡航歴とは関係のない一般的な疾患ももちろん考慮すべきである．

症例提示2　現病歴・既往歴・使用薬物・社会歴・家族歴

【現病歴】5月にインドネシアの島に，サーフィン目的で渡航，ホテルに滞在していた．それまで無症状であったが，帰国後2週間（入院4日前）から38.8℃の発熱，頭痛，悪寒，嘔気が出現．3日前に多発関節痛が出現し，近医を受診し感冒薬が処方された．2日前には，咳，鼻汁はないが咽頭痛や痰は出現．発熱が持続するため，当院救急外来を受診した．解熱剤内服時のみ解熱する発熱が持続していた．
【既往歴】特記すべきものなし．
【内服薬】感冒薬のみ．予防内服はしていない．
【社会歴】美容師．喫煙歴はないが，アルコールは週1回程度大量に摂取．違法薬物乱用歴はない．予防接種は，幼少時に定められたものはすませている．月経は規則的で，最終月経は受診の3週間前である．半年以上つきあっている男友達と今回の旅行にいき，避妊は必ずしも行っていないが，特に帯下に変化はないという．帰国後の病人・動物との接触はない．
【家族歴】特記事項なし．
【アレルギー】なし．

診断推論 2

マラリアは発熱以外は頭痛，腹痛，下痢，嘔気などの非特異的な随伴症状しかないために，厚層塗抹を24時間以内に3回確認してマラリア原虫の存在を除外するまでは否定できない．

現地での食物や行動に伴う曝露歴は確認したい．食物は腸チフスやA型肝炎においては重要な情報である．レプトスピラ症であれば齧歯類への曝露のみならず，淡水曝露，つまり水泳や急流下りなどの活動を行っていないかを確認したい．症状として，腸チフスでは発熱以外に腹痛や下痢，便秘はないか，ツツガムシ病では皮疹や黒色痂皮に気づいていないかを確認する．また，関節痛，嘔気などの非特異的な症状と尿の濃染，黄疸がないかはA型肝炎の症状としては尋ねたいところである．また，病歴から性交渉に関連する疾患の可能性は高くはなさそうだが，HIV感染は一度は確認すべきであろう．

症例提示 3　追加の質問に対する返答

現地での食事は，ホテル内のみで摂った．サーフィンをする以外は島を歩いた程度であるが，その際に何度も蚊にさされたことを覚えている．消化器症状としては嘔気以外はなく，腹痛や下痢・便秘は伴っておらず，褐色尿や皮疹には気づいていない．

※Semantic qualifierを意識した病歴の要約

生来健康な青年女性が，インドネシア旅行中に蚊への曝露歴があり，帰国後2週間して，発熱，頭痛，咽頭痛，咳，多発関節痛，嘔気を発症している．その他の消化器症状はなく，皮疹にも気づいていない．

 診断推論 3

まずはマラリア，until proven otherwise，である．その他に考えておかなくてはならない渡航に関連した身体所見としては，腸チフスではばら疹や肝脾腫がないか，ツツガムシ病では黒色痂皮，皮疹はないか，A型肝炎では眼球結膜の黄染，黄疸，肝腫大の有無，肝叩打痛の有無がないか確認する．渡航中，もしくは帰国後に感染した一般的な疾患として，無菌性髄膜炎，ウイルス性上気道炎，伝染性単核球症が挙げられよう．それぞれについての身体所見も意識したい．なお，急性であるので，SLE（全身性エリテマトーデス）やAOSD（成人発症スティル病）などの自己免疫疾患の可能性はまだ高くはない．

症例提示 4　身体所見

【概　観】意識清明，それほどシックではない．
【バイタル】T 38.2℃，R 18/分，BP 124/80 mmHg，P 72/分 整，SpO₂ 98％（室内気）．
【頭　部】頭部振盪痛なし，結膜に充血なし，粘膜蒼白・黄染なし，咽頭発赤なし，扁桃腫大なし．
【頸　部】項部硬直なし，頸部リンパ節腫脹なし，甲状腺腫大・圧痛なし．
【胸　部】聴診上心臓・肺に異常なし．
【腹　部】平坦軟，圧痛なし，腸蠕動音は正常，肝脾の濁音界拡大や叩打痛なし．

【直腸診】圧痛・腫瘤なし，子宮頸管可動痛なし，便潜血陰性．
【四　肢】浮腫なし，関節の腫脹・発赤は認めず．
【皮　膚】病変なし．

身体所見

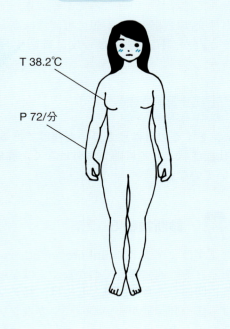

T 38.2℃
P 72/分

 ### 診断推論 4

　比較的徐脈はマラリア，腸チフス，レストスピラ症，リケッチア症で起こり得るが，身体所見からは診断確定に役立つ特異所見は得られなかった．肝の所見に乏しくA型肝炎の可能性は低下する．また，上気道炎の所見はなくリンパ節腫大や脾腫もないため，伝染性単核球症も可能性は下がり，頭部振盪痛もないため髄膜炎の可能性は下がると考えてよいだろう．初期検査としては，CBCと，先にも述べたとおり，末梢血スメアを✓したい．腸チフスを否定する材料は病歴にも身体所見にもなく，血液培養を2セット採取する．レプトスピラ症も重症型のワイル病を呈しているわけではないが，この時点で否定できるものではないし，黒色痂皮，皮疹がないことがツツガムシ病の否定にはならないので，血清学的検査も考慮する．

症例提示 5　初期検査結果

【Ｃ Ｂ Ｃ】WBC 2,100/μL，Hgb 12.6 g/dL，Plt 21,000/μL．
【生化学】T-Bil 2.9 mg/dL，AST 61 IU/L，ALT 96 IU/L，ALP 392 IU/L，γGTP 90 IU/L，LDH 449 IU/L，腎機能・電解質・血糖は正常．
【凝固系】PT-INR 1.49，APTT 39.1 秒，Fib 250 mg/dL，FDP 12 μg/dL．
【胸部X線】正常．

 ### 診断推論 5

　初期検査としては，2系統の血球減少（特に血小板）と軽度の凝固系の延長，Fibの減少を認めており，DIC（播種性血管内凝固症候群）を合併している．黄疸と肝酵素の上昇は認めるが，ウイルス性肝炎というほどではない．LDHの上昇は溶血の可能性もあり，この時点ではマラリアは鑑別の最上位にある．その他には腸チフス，重症ではないレプトスピラ症，伝染性単核球症も否定はできないだろう．

本症例のその後の経過

　渡航先を考慮するとこの原虫はクロロキン耐性と考えられ，熱帯熱マラリアと同等の治療をするべき重症マラリアの基準をみたすものではなかったものの，重度の血小板減少とDICをき

症例提示6　精査結果と最終診断

末梢血薄層塗抹標本にてマラリア原虫が認められた．（**図1，図2**）

塗抹標本上では，栄養体，生殖母体を認め三日熱マラリアと診断された．臨床経過は重症マラリアの基準をみたすものではなかったが，重度の血小板減少とDICをきたしていることから熱帯熱マラリアの重複感染も否定できず，末梢血PCRにて確認したところ，三日熱マラリア単独感染と判明した．なお血液培養は陰性であった．

最終診断：三日熱マラリア（*Plasmodium vivax*）．

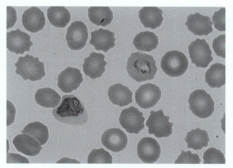

図1　三日熱マラリア原虫（輪状体と雄性生殖母体）

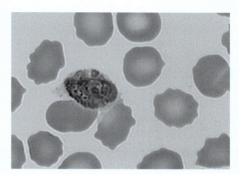

図2　三日熱マラリア原虫（アメーバ体）

たしており，治療としてはキニーネ650 mg 8時間ごと点滴静注，ドキシサイクリン100 mg 12時間ごとを7日間投与したのちに，第8病日から14日間は，プリマキンの内服を行った．Parasitemiaは1％未満であった．第3病日には血小板が13,000/μLまで低下したが，その後は上昇し，全身状態も改善し第9病日には退院となった．

文献

1) White NJ：Chap73, Malaria. ed. Cook GC, et al.：Manson's Tropical disease, 22th ed. Saunders Ltd, pp1201-1300, 2008
2) Freedman DO：Infections in Returning Travelers. ed. Mandell GL, et al.：Principles and Practice of Infectious Diseases, 7th ed. Churchill Livingstone, pp4019-4028, 2009

Clinical Pearls
1. 海外旅行から帰国した者の発熱の鑑別にはそれぞれの疾患の潜伏期間がとても重要である．
2. マラリア流行地域から帰国した発熱患者は，そうでないとわかるまではマラリアを疑う．
3. マラリアは末梢血厚層塗沫を3回観察してからでないと否定してはならない．
4. 原虫の存在を認めたら薄層塗沫（必要に応じてPCR）でマラリアの分類を行う．
5. *P. vivax* と *P. ovale* が原因の場合は，再発予防にプリマキンの内服を行わなければならない．

Case 3　難治性浮腫

酒見　英太

症例提示 1　患者プロフィールと主訴

糖尿病をもつ 65 歳男性が，3 ヵ月ごろ前から徐々に始まった大腿に及ぶ両下肢の浮腫と腹部膨満感で来院した．

診断推論 1

　糖尿病患者における浮腫と腹水貯留を思わせる腹満では，まずネフローゼ症候群が思い浮かぶため，糖尿病罹病期間とコントロール，顔面や手のむくみの有無を尋ねるか確認してみたい．また，糖尿病患者によく使用されるチアゾリジン誘導体系（…グリタゾン）は浮腫をよくきたすので使用を尋ねたい．もちろん非ステロイド性消炎鎮痛薬（NSAIDs）や甘草などよく使用される薬剤で塩分貯留をきたしうるものの使用も同時に確認する．もし糖尿病自体は主たる疾患でない場合に，浮腫と腹水ときたら肝硬変症もよくある疾患ゆえ，アルコール歴，輸血

表 2　浮腫の鑑別診断

メカニズム	全身傾向のむくみ	限局性または半身のむくみ
・静水圧の上昇	・うっ血性心不全 　（肺性心，収縮性心膜炎を含む） ・急性腎不全 　（慢性腎不全の増悪を含む） ・塩分貯留性薬剤 　（NSAIDs，ステロイド，甘草，チアゾリジン系） ・ホルモン異常 　（Cushing 症候群，月経周期，妊娠） ・refeeding edema	・上大静脈症候群（上半身）， 　Budd-chiari 症候群その他による下大静脈狭窄（下半身） ・深部静脈血栓症 ・静脈弁不全 ・麻痺肢 ・長時間坐位
・膠質浸透圧の低下	・栄養不良 ・肝不全 ・ネフローゼ症候群 ・蛋白漏出性胃腸症	
・毛細血管の透過性亢進	・アナフィラキシー ・好酸球増多症 ・脚気（心不全も関与） ・特発性浮腫 ・血管拡張剤（Ca 拮抗剤） ・POEMS 症候群，多中心性 Castleman 病 　（VEGF↑）	・外傷・熱傷・凍傷 ・蜂窩織炎・脂肪織炎，関節炎・滑膜炎 ・血管浮腫
・リンパ流の阻害		（後腹膜の場合は下半身全体に） ・リンパ節転移・リンパ腫 ・リンパ管炎・リンパ節炎 ・リンパ節郭清後，瘢痕・線維化

（松村理司 監，酒見英太 編：診察エッセンシャルズ新訂版 6 刷．日経メディカル開発，東京，p66, 2014 より引用）

歴・IVDA（静注薬物乱用）歴，肝炎の家族歴・性交歴・刺青歴も押さえたい．血管内静水圧上昇による浮腫をきたす代表的病態としてうっ血性心不全も忘れてはならないため，労作時呼吸困難，発作性夜間呼吸困難や夜間の咳，高血圧の既往も確かめたい．

症例提示2　現病歴・既往歴・使用薬物・社会歴・家族歴

　1ヵ月前には近くの病院を受診し，腹部超音波や採血の結果，肝機能異常と腹水を指摘され，利尿剤（フロセミドとスピロノラクトン）の投与を受け一時的に改善したもののすぐに再発し，2週間前からは両下肢浮腫と腹満感が悪化した．指輪もきつくなってはずしたと言う．腹満の苦痛が強いため，精査加療を求めて紹介受診．

　輸血歴，IVDA，刺青歴，多数（≧3）との性交渉歴・同性愛歴，海外渡航歴はなく，肝疾患の家族歴もない．アルコールは過去も現在もせいぜいビール700 mL/日まで．胸痛，動悸，発作性夜間呼吸困難・夜間の咳はないが，階段途中で立ち止まらなければならない倦怠感と息切れはここ1ヵ月ほどあり．

　使用薬剤：ピオグリタゾンは飲んでいたが3ヵ月前に中止され，糖尿病にはボグリボース0.6 mg＋メトホルミン750 mg/日各分3のみ．1ヵ月前からフロセミド20 mg＋スピロノラクトン50 mg/日を追加された．漢方薬・市販薬・サプリメントの使用なし．

　嗜好品：20本/日×32年の喫煙後，15年前に禁煙．職業：60歳まで事務系公務員．

　既往歴：50歳より糖尿病．1ヵ月前のHbA1c＝6.3%．その時まで蛋白尿，網膜症は指摘されていない．高血圧は指摘されていない．

　家族歴：父親が72歳で胃癌にて，母親は87歳で肺炎にて死亡．弟に糖尿病あり．

 ### 診断推論2

　糖尿病は軽症かつコントロールが良さそうなため，Ⅲ期以上の糖尿病性腎症の可能性は下がったが，ネフローゼ症候群の存在が否定されたわけではないので，尿を調べる必要がある．病歴上では尿の泡立ちに気づく患者がいるので尋ねてみてもよい．

　心配したピオグリタゾンの使用はとっくに中止されており，他に塩分貯留をきたす薬剤も使用していないので，薬剤性の浮腫は否定され，さらに利尿剤に抵抗性の様相さえ見せているのは心配である．

　前医で肝機能異常を指摘されており，腹満はやはり腹水のせいであったようで，肝硬変症である可能性が上がった．アルコールはあまり飲んでおらず，ウイルス性肝炎のリスクも持ち合わせていないようだが，肝硬変なら知らない間になってしまう自己免疫性かも知れない．胆汁うっ滞を示唆する褐色尿，皮膚黄染や掻痒感も尋ねておきたい．肝硬変でなくても低蛋白血症をきたしうる病態として摂食低下，消化吸収不良，慢性消耗性疾患もあるので，食欲・体重減少，悪寒・発熱・寝汗，下痢・下血も尋ねておきたい．家族に結核や自己免疫病がなかったかどうかも聞いておきたい．

　夜間の咳や呼吸困難はないようだが，労作時の倦怠感や息切れも訴えるのでうっ血性心不全や貧血の合併の可能性は残っている．腎不全に続発する塩分・水分貯留の可能性もあるので，尿量変化も聞いておきたい．

症例提示3　追加の質問に対する返答

食欲はやや低下するも体重減少はなく，むしろここ2週間で3 kg増加している．悪寒・発熱・寝汗，悪心・嘔吐，腹痛，下痢・下血，黄疸・皮膚掻痒感，尿量減少・着色尿はいずれもない．本人の知る限り，家族に結核に罹患した者はいない．

※Semantic qualifierを意識した病歴の要約

ごく最近までよくコントロールされ合併症も指摘されていない糖尿病をもつ初老男性が亜急性〜慢性の全身浮腫と労作時息切れを主訴に受診．グリタゾン等の浮腫をきたしやすい薬剤は使用しておらず，1ヵ月前に受診した近医では肝障害と腹水を指摘されて利尿剤を投与されたものの，慢性肝障害のリスクは特にもっておらず，発熱や消耗症候，消化器症状，乏尿もない．

診断推論3

肝硬変症の随伴症状としてのクモ状血管腫や手掌紅斑，肝脾腫，腹壁静脈拡張，睾丸萎縮，痔核，便潜血を✓したい．肝硬変症では時に胸水（特に右）が大量にたまってDOEを起こすことがあるし，ネフローゼで両側胸水がたまることもあるから，呼吸音の減弱があれば打診上の濁音に気をつけたい．顔面に強い全身浮腫や白色爪など，ネフローゼ症候群に合致する身体所見はあっても特異的な身体所見はないので，まずは早く尿検査がしたい．

息切れの説明に貧血の合併もありうるし，肝障害による黄疸も見たいので，皮膚粘膜の色も当然✓する．うっ血性心不全については，易疲労性と労作時息切れもあるが，浮腫・腹水のわりには肺うっ血症状に乏しく，慢性肺動脈血栓塞栓症や原発性肺高血圧症などに続発する右心不全が中心である可能性もあるので，頸静脈怒張，心拡大，Ⅱpの亢進，gallop，心雑音，肺野crackles，下肢浮腫の左右差に注意を払いたい．

症例提示4　身体所見

【全　般】腹満でつらそう，意識清明，169 cm，70 kg．
【バイタル】T 36.8℃，BP 108/84 mmHg，P 92/分 整，R 21/分，SpO₂ 95％（室内気）
【頭　部】貧血・黄疸なし，灰色の角膜環あり，顔面浮腫や血管拡張なし，舌下静脈拡張あり，チアノーゼなし，咽頭正常．
【頸　部】頸静脈怒張あり吸気時にも減少しない，血管雑音なし，胸骨上気管短縮なし，呼吸補助筋肥厚なし，リンパ節腫脹なし，圧痛なし，甲状腺正常．
【心　臓】打診にて心拡大なし，心尖部にⅢ音様過剰音あり，雑音なし．
【胸　部】クモ状血管腫・女性化乳房なし，樽状胸郭なし，肺音清で左右差なし．
【腹　部】膨満著明，小さな非嵌頓臍ヘルニアあり，腸雑音正常，血管雑音なし，腹壁静脈拡張なし，移動性濁音あり，腹膜刺激徴候なし，圧痛・肝叩打痛なし，脾濁音界不明，腹満で肝縁は触れず．
【陰部・直腸】陰毛・睾丸正常，内痔核あり，前立腺正常，腫瘤・圧痛なし，茶色便潜血陰性．
【四　肢】仙骨部以下足背に至るまで圧痕を残す中等度の浮腫あり左右差なし，左環指に指輪をはずした跡がある，手掌紅斑なし，羽ばたき振戦なし．
【皮　膚】正常皮膚色，クモ状血管腫・出血斑・皮疹なし，白色爪なし．

【リンパ節】リンパ節腫脹なし．
【神　経】両アキレス腱反射減弱，不随意運動・固縮なし，その他の巣徴候なし．

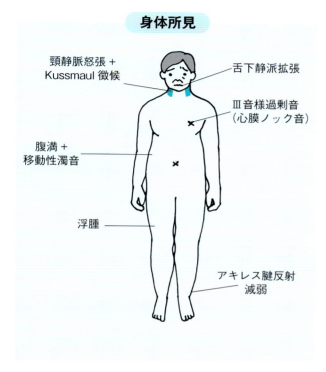

きたすはずのBudd-Chiari症候群や後腹膜線維症などによる下大動脈狭窄症とは相容れない．また，肝硬変症の表在性の徴候は見られない．

一方，頸動脈怒張あり，Ⅲ音様過剰音があるため心不全はありそうだが，それにしては肺うっ血の所見に乏しいため，慢性肺動脈塞栓血栓症等による肺性心としての右心不全の可能性は残る．しかし，脈圧が小さめで頻脈傾向，頭頸部の静脈拡張とKussmaul徴候があり，心拡大なく両側肺音清なのに心尖部にⅢ音様過剰音があり心膜ノック音を疑わしめるとなると，がぜん収縮性心膜炎の可能性が高まってきた．

そこで，肝硬変症の除外のために，腹部超音波検査（門脈，肝静脈，下大動脈の血流エコーを含む），採血（CBC，生化学，凝固系，肝炎ウイルス抗原・抗体，蛋白電気泳動，免疫グロブリン，ANA・AMA・LKM抗体——なおこの年齢で精神・神経学的異常をきたしていないのでセルロプラスミンや血清銅はオーダーしない），ネフローゼ症候群の除外のために検尿と血液生化学，うっ血性心不全の確認のために，胸部X線，心エコー，心電図，BNP測定，そして収縮性心膜炎の確定のために，心臓MRI，右心カテをオーダーしたい．なお，腹水は，細胞数・Alb・ADA測定，培養，細胞診目的で一度は穿刺しておきたい．

 診断推論4

吸気で減少しない頸静脈怒張はKussmaul徴候であり，胸腔内圧の上昇，上大静脈の狭窄，右心の拡張障害，右心室の収縮障害，肺動脈弁や肺動脈の狭窄閉塞，肺高血圧症の存在を示唆し，有効循環血液量の低下しがちな肝硬変やネフローゼ症候群，あるいは下半身のみうっ血を

症例提示5　初期検査結果

【検　尿】蛋白（1+），潜血（−），WBC（−），ウロビリ1.0，ビリルビン（−）．
【血液検査】Na 135 mEq/L，K 3.9 mEq/L，Cl 99 mEq/L，BUN 31 mg/dL，Cre 1.8 mg/dL，T-Bil 0.6 mg/dL，AST 42 IU/L，ALT 23 IU/L，ALP 363 IU/L（正常<359），TP 7.8 g/dL，Alb 3.9 g/dL，PT-INR 1.1，APTT 31.7秒，Hb 10.5 g/dL，MCV 89 fL，Plt 20.5万/μL，WBC 7,000/μL，HBs-Ag（−），HBc-Ab（−），HCV-Ab（−）．
【腹部US】軽度肝腫大，肝SOL（−），胆嚢壁やや厚め以外胆道系正常，門脈・肝静脈に血栓なし，IVCは張っている，軽度脾腫あり，膵臓正常，腎・尿路正常，腹水多量．

【胸部X線】心拡大なし，肺うっ血なし，両側（右＞左）少量胸水貯留あり，過膨張なし，肺野異常陰影なし，縦隔異常影なし，異常石灰化像なし．
【心電図】低電位傾向，Ⅱ・Ⅲ・aVf・V4-6に非特異的ST低下．
【心エコー】左室・右室とも正常サイズと収縮能，（LVDd 45 mm, LVDs 29 mm, EF 69％, IVSth 9 mm, LVPWth 9 mm），心筋エコー輝度正常，E/A＞1，DcT 179ミリ秒（正常＞150），心嚢水なし，IVC 19 mmで張っている，TR軽度．

診断推論5

血小板数や蛋白合成能が保たれているのでたとえ肝硬変があったとしても肝予備能は保たれており，そのわりに門脈圧が亢進しているのはうっ血がより大きくかかわっていると考えられる．一方，ネフローゼ症候群は検査値から否定された．

心エコーにて左室・右室サイズ，収縮能とも正常で，左室心筋の拡張能も正常範囲であるのにかかわらず，臨床的に静脈圧高く，肝うっ血さえ伴っているようなので，収縮性心膜炎の所見に合致する．心臓MRI，右心カテで確定したい．

症例提示6　精査結果と最終診断

【心臓CT/MRI】心外膜の軽度肥厚（max 4.5 mm）あり．
【右心カテ】RA 18 mmHg, RV 34/18 mmHg dip & plateau, PA 34/21 mmHg (mean25), PCWP 19 mmHg, CI 2.3 L/分/m²．
【腹水穿刺】WBC 450/μL (Neu 24％, Lym 23％, Mon 53％), Alb 2.7 g/dL (s-a Alb grad＝1.2), TG 35 mg/dL, ADA 19 IU/L, 細胞診・培養とも陰性．
【血液検査】ESR 39 mm/hr, Fe 54 mg/dL, TIBC 205 mg/dL, フェリチン 227 ng/mL, ANA×40倍, AMA陰性, 補体正常．
【他】ツベルクリン反応（－），BNP 114 pg/mL．

最終診断：収縮性心膜炎，おそらく特発性．

本症例のその後の経過

心膜剝離術を受け血行動態と症状は改善した．手術時の心膜組織は非特異的慢性炎症と線維化のみで，肉芽腫，石灰化，異型細胞は認められなかった．

> **Clinical Pearls**
> 1. 臨床像が肝硬変様であっても頸静脈怒張があれば収縮性心膜炎を疑う．頸静脈拡張が吸気時に軽減しなければ（＝Kussmaul徴候），なおのことである．
> 2. 肺うっ血の所見に乏しいのにⅢ音様の過剰音が聞こえるときは心膜ノック音の存在を疑う．

Case 4 しつこい胸腹部痛と頑固な便秘

■ 酒見 英太

症例提示1　患者プロフィールと主訴

米国で研究職にあった65歳男性が，1ヵ月前に帰国後，比較的元気なのに3週間続く右側胸部から臍周囲に及ぶ鈍痛と2週間あまり続くひどい便秘を訴えて来院した．

診断推論1

実際の臨床では，口頭で表現された症状（ここでは「痛みと便秘」）だけでなく診察室や救急室を訪れたときの本人の様子（苦痛の程度や栄養状態など徴候の一部）が同時に観察されるため，それらを加味した鑑別診断に傾斜することはごく自然である．

そこで，比較的元気でインテリジェンスが高そうであったこの症例の場合，① 大腸癌（→血便，体重減少の有無を✓），② 右胸膜±腹膜の炎症（→咳・呼吸困難，発熱・寝汗の有無，呼吸や咳と痛みの関係を✓）もさることながら，③ 帯状疱疹（→皮疹の有無，痛みの性状の変化を✓）や ④ 脊椎を含む筋骨格系の亜急性の病変（→背部痛の有無を✓）± 高Ca血症（食欲低下を✓）が挙げられる．

> 痛みの病変がどこにあるかを考える手助けとして，胸部，腹部を解剖学的に考えると，外側から順番に ① 皮膚・皮下組織・神経，② 筋膜・筋肉，③ 骨，④ 胸膜・腹膜，⑤ 内臓（後腹膜臓器，腹腔内臓器とイメージできるので，それぞれに起こりうる疾患（この場合亜急性に起こるもの）を考えればよい．

症例提示2　現病歴・既往歴・使用薬物・社会歴・家族歴

米国滞在中であった約3ヵ月前，上腹部鈍痛にて米国の内科医にかかり，腹部の精査（超音波，上部消化管内視鏡）と血液・尿検査を受けるも原因不明で，投与されたH₂受容体拮抗薬やPPIは無効であった．腹部CTでは「右胸膜の軽度肥厚と右下葉内の瘢痕像を認めた」以外異常なしと言われた．右側胸部から上腹部（臍かやや上）にかけての痛みは呼吸と関係なく持続性で，同じ高さで左に移ることもあったという．痛みはDarvocet®（麻薬系の鎮痛薬）で軽減されたが，便秘がひどくなったので3週間前に中止．すると痛みはだんだん増強して，便秘もさらに悪化し，下剤を大量使用せざるを得なくなったので来院．便秘以外の消化器症状，呼吸器症状，泌尿生殖器症状，皮疹，発熱・寝汗，食欲低下，体重減少ともなし．

4〜5歳ごろに「肋膜」の既往あり，治療歴は覚えていない．今回の問題が起こるまで持病も薬物使用もなし．ただ10代から右眼や左眼が別々に充血することがしばしば（多いときは月1

回ほど）あるが，毎回1週間以内に自然軽快するので放置している．
　　タバコ：25〜50歳は50〜60本/日（以後完全禁煙），アルコール：酒1合/日．

 診断推論2

　上部消化管や腹腔内臓器は前医で精査されており，血便や体重減少もなく，便秘は薬剤性が中心であったようで，① 大腸癌の可能性は下がる．ただし，麻薬系鎮痛薬を中止した後にも便秘が悪化したことは説明を要する．前医で便潜血を検査されたのか聞いてみたい．
　肺炎を疑わせる症状がなく，胸膜炎を示唆する痛みでもないが，右胸膜の肥厚を指摘されており，幼少時に結核を疑わせる既往があるため，② 右胸膜±腹膜の炎症の可能性は残る．炎症性胸水があれば咳は出るだろうから，本当にないのか確かめたい．
　痛みはそもそも鈍痛で，皮疹がなく，反対側にも症状が出たことがあることから，③ 帯状疱疹の可能性はぐっと下がる．一方，痛みが同じ高さで左右に出現するときは脊椎や脊髄の問題であることがあり，脊椎や後腹膜の刺激で腰部交感神経のトーンが高まりイレウスをきたすこともあるため，④ 脊椎病変の可能性は残る．よって背部痛（体動時や夜間）について聞いてみたい．

症例提示3　追加の質問に対する返答

　前医で便潜血は1度検査され陰性だったと記憶しているとのこと．何度聞いても咳は否定する．日常生活では背部痛は自覚していない．

> ※Semantic qualifier を意識した病歴の要約
> 　幼少時に結核を患った可能性があるが特に持病のない初老男性が，上腹部痛に始まり，右体幹を帯状に巻くような亜急性鈍痛と進行性の便秘をきたしている．発熱や消耗，呼吸器症状はまったくなく，上部消化管内視鏡や腹部超音波検査でも異常を指摘されていない．

 診断推論3

　結核を意識するので，バイタルサインにおいては，微熱や洞性頻脈がないか見てみたい．まず痛みを訴える部分の皮膚をよく観察して，皮疹の痕跡を探し，同部のデルマトームの皮膚をなぞって知覚過敏や異常がないか確認しておきたい．次に同部の軟部組織と骨に圧痛や介達痛がないか確認したい．胸水の貯留を検出するために，肺胞呼吸音の左右差に集中し，減弱があれば打診にて濁音を確認したい．脊椎病変の有無は，脊柱の可動域6方向への運動負荷と棘突起の入念な圧痛や叩打痛で確認したい．腹部も圧痛・腫瘤の有無，肝叩打痛の有無，直腸診による便潜血の✓を行っておきたい．

症例提示4　身体所見

【概　　観】意識清明，痛みは強くなさそう，恰幅よし（175 cm，82 kg），姿勢正常．

【バイタル】T 36.8℃，R 14/分，BP 137/82 mmHg，P 88/分 整．
【頭　部】眼に充血なし，粘膜に蒼白・黄染なし．
【頸　部】リンパ節腫脹なし．
【胸　部】皮膚病変・知覚異常なし，痛みを訴える場所に圧痛も介達痛もない，
　　　　　聴診上心臓・肺に異常なし．
【腹　部】皮膚病変・知覚異常なし，やや膨満し鼓腸あり，グル音低下気味，
　　　　　腹膜刺激徴候なし，痛みを訴える場所を含め圧痛・叩打痛なし，腫瘤なし．
【直腸診】圧痛・腫瘤なし，前立腺やや大きめも結節なし，こげ茶色固形便の潜血陰性．
【脊　柱】体幹の左側屈と両側回旋運動で件の痛みが増強する，Th11 棘突起に圧痛あり．
【四　肢】浮腫なし，腱反射正常．

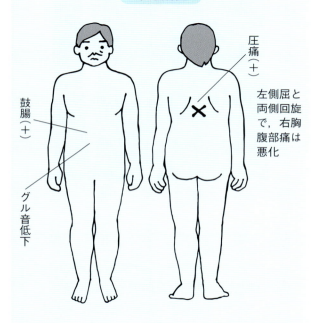

診断推論 4

　胸腹部痛の原因はやはり皮膚，肋間筋等の胸部筋肉，肋骨，腹膜，肝胆道由来ではなく，脊椎，特に痛みの範囲が Th11 のデルマトームやその周辺であるなら，Th11 椎体やその周囲の組織由来であること，そして胸腹部の痛みは関連痛であることが疑われる．そこで，初期検査としては，胸椎 2 方向の単純 X 線写真，そして病因としては結核性を考えるので，ESR とツベルクリン反応あるいは IGRA（インターフェロン γ 放出試験）を✓したい．

症例提示 5　初期検査結果

【胸部X線】左肺門リンパ節石灰化あり，左肺胸膜の局所的肥厚像あり．
【胸椎X線】Th10/11 の右に傍脊柱軟部組織線の右方への突出像あり，
　　　　　同部位でごくわずかな左方への側彎あり．
【血液検査】ESR 70 mm/時，WBC 7,400/μL，Hb 13.2 g/dL，MCV 94 fL，Plt 25.9 万/μL，
　　　　　電解質，腎機能，glu，肝機能とも正常．
【ツベルクリン反応】（植えられ，結果待ち）．

診断推論 5

　脊椎椎間板炎，しかも幼少時に結核を思わせる既往とそれに合致する胸部単純 X 線写真像があり，ゆっくり進行しているので，結核性である可能性がきわめて高くなった．ツベルクリン反応の結果を待つ間に，胸椎 MRI で脊椎椎間板炎の存在と範囲を確認したい．

症例提示 6　精査結果と最終診断

【ツベルクリン反応】35 mm×25 mm，硬結あり．
【胸椎 MRI】Th10/11 の脊椎椎間板炎（供覧）．

　主治医は以上で結核の治療閾値を超えたと判断し，抗結核薬治療を開始した．治療開始後約 1 週間で痛みに対する鎮痛剤が不要となり便秘の改善を認めたため，治療的診断も加えて結核性脊椎炎の診断とした．

最終診断：結核性脊椎炎．

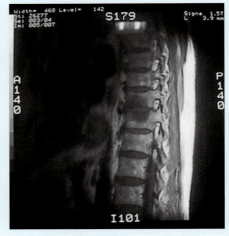

図 3

本症例のその後の経過

　有意な薬物副作用なく 1 年間の抗結核薬治療を終了した．Th10/11 の傍脊柱軟部組織線の膨隆は完全に平坦化し，Th10/11 の右縁は syndesmophyte で結ばれた．

　治療開始 3 ヵ月後より左眼の充血を認め，眼科対診にて角膜炎と診断されステロイドの点眼を処方されたが，本人は「いつものやつ」とほとんど使用せず．しかし，結核治療後 10 ヵ月以降眼の充血がまったく起こらなくなり，その後 5 年を経ても改善したままでいる．すなわち，これまで何十年と角膜炎を繰り返していたのは結核アレルギーとしての角膜フリクテンであったと考えられる．

Clinical Pearls

1. 局所に異常が認められない体性知覚様の胸痛は，両側（同時あるいは交互）であったり，脊柱の可動痛や圧痛を伴えば，脊柱（あるいは脊髄）由来を疑う．
2. 下部胸椎の刺激性病変は交感神経を介して便秘をきたすことがある．
3. 亜急性あるいは慢性増悪性の脊椎由来の痛みは，日本人の場合，特に幼少時に結核の既往があれば，結核性脊椎炎も積極的に疑う．

Case 5　意図せぬ緩徐な体重減少

■上田　剛士

症例提示1　患者プロフィールと主訴

コンピュータ関連の仕事をしている62歳男性が，半年ほど前からの倦怠感，体重減少で来院した．

診断推論1

意図しない体重減少の鑑別診断は多岐にわたるが，①上部消化管疾患（逆流性食道炎，胃潰瘍，悪性腫瘍）をまず鑑別に挙げる（心窩部痛，黒色便，早期満腹感を✓）．慢性の消耗性疾患としては②結核（結核の既往歴や曝露歴，微熱や寝汗，下気道症状〔咳嗽，血痰，胸痛，呼吸困難〕の✓）と，③悪性疾患（上記の消化管症状や下気道症状に加え，下部消化管症状〔下痢，便秘，血便〕，血尿，疼痛部位の有無，喫煙歴を✓）が代表的と考える．内分泌疾患では④甲状腺機能亢進症（動悸，振戦，頻便，暑がり，多汗，甲状腺疾患家族歴を✓），⑤糖尿病（口渇，多飲，多尿，糖尿病家族歴を✓）を考えるが，元気よく診察室に入ってこられたこの症例では，副腎不全は否定的であると考えられた．⑥薬剤も食欲低下の原因となることが多いので健康食品を含めて薬剤歴は✓する．⑦筋萎縮症（四肢の脱力，嚥下困難を✓），⑧精神疾患としては入室時の表情や活気からはうつ病は考えにくいが，就職も間もない若い人ではストレスや過労による経口摂取低下もある．中年男性ではアルコール症を否定しておく必要がある（社会生活歴について✓）．

> 体重減少の病歴聴取では詳細な体重変化，食欲や食事摂取量の変化の確認がまず必須である．6ヵ月で5%以上の体重減少や，減り続ける体重減少であれば器質的疾患の可能性が高くなる．食欲があるのに体重減少をきたす場合には，甲状腺機能亢進症，糖尿病，吸収不良症候群を考える．

症例提示2　現病歴・既往歴・使用薬物・社会歴・家族歴

半年ほど前に倦怠感が出現したため，他院を受診し採血にて軽度の肝細胞障害を指摘されたが問題ないと言われた．食欲は低下していたが食事量が減るほどではなかったため，倦怠感は改善しないもののその後は特に受診することもなく経過をみていた．体重を半年ぶりに測定したところ，以前は72 kg（身長164 cm）で安定していた体重が65 kgまで低下しており当院を受診した．体重変化の推移は不詳だが，ベルトは緩徐に緩くなっており，徐々に痩せてきていると自覚している．脱力や嚥下困難は自覚していない．

腹痛や嘔気，胸やけ，早期満腹感はない．1ヵ月ほど前に軟便が黒かったことがあるが，数

日で改善した．
　半年前から鼻をかんだときに右前鼻孔より鼻出血が数回みられるようになった．数ヵ月前から咽頭違和感を自覚し，人からは指摘されないが声が枯れているような気もしている．乾性咳嗽もここ1～2ヵ月間に出ることがあるが，血痰，胸痛，呼吸困難はない．
　熱は測定していないが熱感や寝汗はない．尿路症状なし．時折軽度の頭痛が以前からある以外に疼痛部位はない．皮疹なし．口渇・多飲・多尿なし．動悸・振戦・暑がりも寒がりもなし．
【既往歴】小児期：肋膜炎，28歳：副鼻腔炎，30歳：急性肝炎（原因不明）．
【家族歴】糖尿病や甲状腺疾患，悪性疾患，リウマチ疾患の家族歴いずれもなし．
【内服薬】なし．
【アレルギー歴】なし．
【生活歴】タバコ：30本/日×40年，アルコール：常飲せず．
　　　　　仕事：事務．家族：妻と長男，長女と4人暮らし．ペットなし．生活環境変化はなく，ストレスは自覚していない．

 診断推論2

　消化管疾患は黒色便の既往から可能性は高いと考えられる．前医で便潜血や上部消化管内視鏡検査を受けていないか確認したい．
　咳嗽や嗄声，鼻出血に関してはいずれも軽微であり病的所見かどうかははっきりしないが，乾性咳嗽と肋膜炎の既往からは結核を（肋膜炎の治療歴を✓），咳嗽と嗄声，喫煙歴からは肺癌・喉頭癌を，咳嗽，嗄声，鼻出血のすべてを説明するものとしてさらにWegener肉芽腫症，悪性リンパ腫を鑑別に加えるべきと考える．
　肝障害に関しては前医でのデータを確認したい．健康診断などの過去の採血データや腹部エコーなど他の検査もされていればその結果についても確認したい．肝障害は体重減少の直接の原因ではないかもしれないが一元的に考え，鑑別疾患を狭めたい．まず結核，肺癌（肝臓転移），悪性リンパ腫は肝障害を伴いうる．肝炎ウイルスによる肝炎としては緩徐発症で慢性的でありB型慢性肝炎やC型慢性肝炎の可能性があるので，肝疾患の家族歴，輸血歴，手術歴，刺青の有無と下腿浮腫や腹部膨満は確認しておく．アルコールや薬剤による肝障害は病歴上否定的である．悪性疾患の肝臓転移や肝細胞癌の可能性は十分考えなければならない．緩徐進行性の肝障害なら自己免疫性肝炎についても考える必要がある．
　内分泌疾患，ALS等の筋萎縮症，精神疾患については疑う所見は乏しく可能性は低くなった．

症例提示3　追加の質問に対する返答

　前医では便潜血や胃カメラはしていない．
　肋膜炎に関しては無症状だがX線で診断された．特に加療は行っていない．
　肝疾患の家族歴，輸血歴，手術歴，刺青はない．下腿浮腫，腹部膨満も自覚していない．
　前医での採血データ（半年前）はT-bil 1.0 mg/dL, AST 61 IU/L, ALT 49 IU/L, ALP 244 IU/L, γGTP 79 IU/L, LDH 192 IU/L, TP 8.6 g/dL, Alb 3.2 g/dL, CRP 2.68 mg/dL, WBC 10,500/μL（Neu 62%, Lym 10.5%, Mon 5.5%, Eos 22.0%），Hb 11.5 g/dL, MCV 97 fL, Plt 25.0万/μLで，HBs-Ag, HCV-Abは陰性．画像検査はされていない．

※Semantic qualifier を意識した病歴の要約

遠い過去に肋膜炎と詳細不明の急性肝炎の既往のある中年男性の喫煙者が，半年前からの倦怠感と 7 kg の体重減少で来院した．黒色便の既往と，時折軽度の乾性咳嗽と片側からの再発性鼻出血を認める．前医では AST 有意の肝細胞障害を指摘されたほか，TP と Alb の解離，CRP 軽度上昇，軽度の白血球増多と，好酸球増多を認めている．B 型肝炎と C 型肝炎のウイルスマーカーは陰性であった．

診断推論 3

肝障害は AST 有意であり，脂肪肝とは考え難く，今回の病態に関連している可能性が高い．グロブリンの高値は慢性炎症の存在を疑わしめる．好酸球絶対数は 2,310/μL と高値であり前述の鑑別診断に寄生虫疾患，アレルギー疾患，血管炎，Hypereosinophilic syndrome（骨髄増殖性疾患による 2 次性 HES を含む）や副腎不全を加えておきたい．

身体所見をとる際，バイタルサインのなかでは発熱の有無と，呼吸数，SpO₂ に特に注目したい．倦怠感や好酸球増多から副腎不全も考えるので低血圧がないかも重要である．

頭頸部では副鼻腔炎の存在を示唆する鼻声の有無にも気をつけたい．鼻出血は非特異的である可能性も高いが，Wegener 肉芽腫症や悪性リンパ腫による病変がないか鼻鏡で確認しておきたい．

結核や肺癌，Hypereosinophilic syndrome，Wegener 肉芽腫症による気道・肺病変を鑑別に挙げているので肺野聴診を念入りに行うほか，ばち指についても確認しておく．

上部消化管疾患の可能性から眼瞼結膜蒼白の確認と，直腸診を含めた腹部診察と，鎖骨上窩リンパ節の触診も行う．

肝臓は肝腫大や肝辺縁の性状を確認するが，肝不全徴候であるクモ状血管腫，手掌紅斑，女性化乳房，精巣萎縮，腹壁皮静脈怒張，黄疸，下腿浮腫，腹水，脾腫の有無を確認したい．また結核や悪性腫瘍転移，悪性リンパ腫などでは表在リンパ節腫脹も伴いうるためこれらも✓する．

肝疾患はあるが 60 歳代で神経症状がないことからは Wilson 病は否定的と考える．$α_1$ アンチトリプシン欠損症については日本人ではまれであるが肺気腫の所見がないかは✓する．ヘモクロマトーシスも遺伝性のものは日本人にはまれであるが皮膚の色調を✓しておく．

症例提示 4　身体所見

【概　観】全身状態良好で元気，164 cm，60.5 kg，鼻声なし，皮膚色正常範囲．
T 36.5℃，HR 75/分，BP 135/75 mmHg，R 14/分，SpO₂ 98%（室内気）．

【頭頸部】結膜：蒼白・黄染なし．鼻腔：異常なし．咽頭：発赤なし，白苔なし，扁桃腫大なし．頸部リンパ節腫脹：なし，甲状腺腫：なし，気管短縮なし．

【胸　部】肺：呼吸音清で左右差なし，ラ音なし．心：過剰心音なし，3LSB に Levine Ⅱ/Ⅵ の収縮期雑音あり．前胸部にくも状血管腫を認める．女性化乳房なし．

【腹　部】平坦，軟，圧痛・腫瘤なし，腹壁皮静脈怒張なし，shifting dullness なし．
肝：右季肋下に 3.5 横指触れる，肝の辺縁はやや鈍である．肝縦径は 12 cm．圧痛は認めない．脾：触知せず，打診にて濁音界拡大なし．

【外陰部】精巣萎縮なし．

【直腸診】腫瘤・圧痛なし．前立腺正常，便潜血陰性．

【四　肢】ばち指なし，浮腫なし，手掌紅斑なし．腋窩・鼠径・滑車上リンパ節腫脹なし．
【神　経】巣徴候なし，固縮・不随意運動なし．

身体所見

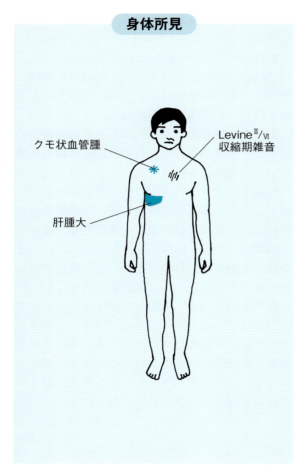

クモ状血管腫
肝腫大
Levine^{II}/$_{VI}$
収縮期雑音

 診断推論 4

　身体所見では肝腫大が疑われた．今まで鑑別に挙がっている疾患で肝腫大を呈するものは肝疾患（特に HBs 抗原陰性の慢性 B 型肝炎，自己免疫性肝炎，ヘモクロマトーシス），悪性腫瘍肝転移，悪性リンパ腫，骨髄増殖性疾患，結核が挙げられるが，クモ状血管腫を認めることからなかでも肝疾患をもっとも疑う．
　これらの鑑別のため，まずは採血で肝機能検査と，腹部エコー検査にて肝腫大・肝腫瘤の有無，肝硬変様変化や脾腫の有無，腹腔内リンパ節腫脹の有無を確認したい．B 型肝炎については HBc 抗体を含めウイルスマーカーは再検をしておく．また，骨髄増殖性疾患は採血にて肝障害に比べ CBC の異常が乏しく，どちらかというと否定的であるが，末梢血スメアも確認しておく必要がある．
　結核の可能性は依然高く，肺癌の肝転移の可能性も否定できていないので，胸部 X 線撮影とツベルクリン反応も行う．
　なお，低血圧を認めないことから副腎不全は否定的で，肺気腫所見も認めないため $α_1$ アンチトリプシン欠損症も否定的と考える．

症例提示 5　初期検査結果

【血液検査】WBC 5,200/μL（Neu 71.5%, Lym 12.0%, Mon 5.2%, Eos 10.1%, Bas 1.2%），Hb 9.0 g/dL, MCV 101 fL, Ret 2.0%, Plt 21.4 万/μL，血液像：連銭形成あり，ESR 142 mm/時，PT-INR 1.37, APTT 33.0 秒, Fib 205 mg/dL. T-Bil 3.8 mg/dL, D-bil 2.9 mg/dL, AST 440 IU/L, ALT 278 IU/L, ALP 533 IU/L（正常≦359），γGTP 143 IU/L, ChE 27 IU/L, LDH 181 IU/L, BUN 15.0 mg/dL, Cre 0.7 mg/dL, Na 134 mEq/L, Cl 102 mEq/L, glu 117 mg/dL, T-cho 85 mg/dL, TP 11.5 g/dL, Alb 2.4 g/dL, CRP 2.47 mg/dL.
【検　尿】蛋白（±），糖（−），潜血（−），WBC（−），比重 1.015.
【感染症】HBs-Ag（−），HBcAb-IgG（−），HCV-Ab（−），ツベルクリン反応（−）．
【胸部 X 線写真】特記すべき所見なし．

【腹部エコー】顕著な肝脾腫を認める．肝表面は平滑，辺縁は dull．肝実質エコーは均一でほぼ正常．肝内占拠性病変なし．肝門部に 28×18 mm のリンパ節腫脹あり．肝表面やダグラス窩に腹水極少量あり．

診断推論 5

好酸球の絶対数は 525/μL と軽度増多であり鑑別診断に大きく貢献しない．

エコー所見より肝転移性腫瘍は否定的である．採血では肝合成能低下が疑われ，肝硬変症が示唆され肝疾患の可能性が高くなった．肝疾患の原因としては B 型肝炎，C 型肝炎は否定的であるが，ヘモクロマトーシスと自己免疫性肝炎の可能性を考え鉄動態と抗核抗体を提出する．

また高グロブリン血症が顕著であり，連銭形成も認められているので，蛋白分画にてモノクローナルなグロブリン産生がないかを確認する．モノクローナルであれば多発性骨髄腫とアミロイドーシスによる肝脾腫を念頭に入れ骨髄穿刺を行うが，悪性リンパ腫やB細胞系の慢性リンパ球性白血病の可能性もありうる．なお，アミロイドーシスは鑑別に挙がっていなかったので自律神経障害（起立性低血圧）や巨舌，手根管症候群（手指のしびれ），眼瞼の小丘疹や紫斑も確認しておきたい．一方，polyclonal であれば非特異的所見となるが，自己免疫性肝炎では特に IgG が，PBC では IgM が高値となるため，IgG，IgM，IgA も測定しておく．

高度の肝脾腫を認める割には，発熱や炎症所見に乏しく，ツベルクリン反応は陰性で LDH が正常値であることからは，結核や悪性リンパ腫を強く疑うわけではないが，腹腔内リンパ節腫脹を認めることからは，これらの可能性も否定はできない．

腹水の性状は結核や悪性リンパ腫，肝疾患に伴う門脈圧亢進による腹水の鑑別に有用であるので腹部エコーで穿刺が可能と思われたら試みたい．

もし高グロブリン血症が polyclonal であれば自己免疫性肝炎の診断基準（**表3**）からも，自己免疫性肝炎の確定診断のためには肝生検が必要であり，また結核や悪性リンパ腫の除外診断にも非常に有用であることから肝生検を行うべきと考える．

病歴上「黒色便」と言っているが便潜血は陰性であり，貧血も大球性ゆえ消化管出血は否定的である．しかし脾腫があるため食道や胃の静脈瘤の評価に上部消化管内視鏡検査は行う．

なお脾腫を身体診察でとらえられなかったのは十分な吸気で Castell 法を行っていなかったからかもしれない．

症例提示 6　精査結果と最終診断

巨舌，手指のしびれ，頭頸部の紫斑ともなし．

IgG 7,172 mg/dL ↑↑，IgM 77 mg/dL，IgA 268 mg/dL，蛋白分画は M-peak を認めず polyclonal．Fe 62 μg/dL，UIBC 151 μg/dL，フェリチン 282 ng/mL，ANA 1,280 倍（Ho, Specked），AMA 陰性．

肝生検では慢性活動性肝炎（interface hepatitis）とリンパ球・形質細胞主体の炎症細胞浸潤を認めたが，ロゼット形成は認めなかった．胆管炎や肉芽腫は認めなかった．

上部消化管内視鏡検査では，静脈瘤は認めず十二指腸潰瘍（A2 stage）を認め，迅速ウレアー

ゼ試験は陽性であった．

最終診断：自己免疫性肝炎，十二指腸潰瘍（ヘリコバクターピロリ陽性）．

表3 International autoimmune hepatitis groupによる自己免疫性肝炎診断基準[1]

項目/特徴		点数
女性		2
ALP/AST（各々正常上限との比）	<1.5	2
	1.5〜3.0	0
	3.0<	−2
血清グロブリンあるいはIgG（正常上限値との比）	2.0<	3
	1.5〜2.0	2
	1.0〜1.5	1
	<1.0	0
抗核抗体あるいは抗平滑筋抗体，抗LKM抗体	1：80<	3
	1：80	2
	1：40	1
	<1：40	0
抗ミトコンドリア抗体	陽性	−4
肝炎ウイルスマーカー	陽性	−3
	陰性	3
服薬歴	陽性	−4
	陰性	1
平均飲酒量	<25 g/日	2
	>60 g/日	−2
肝組織所見	Interface肝炎	3
	リンパ球形質細胞優位な浸潤	1
	肝細胞ロゼット形成	1
	上記をすべて欠く	−5
	胆管病変	−3
	他の病変	−3
一親等以内に他の自己免疫疾患		+2
付加的項目	他の限定された自己抗体陽性	2
	HLA DR3あるいはDR4	1

合計点が16点以上であれば自己免疫性肝炎確診とし，10〜15点であれば自己免疫性肝炎疑診とする．
本症例では肝生検前には14点，肝生検により18点となった．

本症例のその後の経過

ピロリ菌除菌と同時に経口プレドニゾロン1 mg/kgの投与を開始し，1ヵ月後には著明に肝障害は改善し，食欲は改善し体重も増加した．その後腹部エコーにて肝脾腫改善，リンパ節腫脹消失，腹水消失も確認され，現在は順調にステロイドを減量中である．

> **Clinical Pearls**
> 1. 肝脾腫を呈する場合，慢性肝不全徴候（クモ状血管腫，手掌紅斑，女性化乳房や下腿浮腫など）があれば，血液疾患や肉芽腫性疾患（結核やサルコイドーシス）よりは慢性肝炎を考える．
> 2. 慢性肝炎においてγグロブリンの著明な高値は自己免疫性肝炎の可能性を上げる．
> 3. Tissue is issue（診断には生検が重要）．

文献

1) Alvarez F, Berg PA, Bianchi FB, et al.：International Autoimmune Hepatitis Group Report：review of criteria for diagnosis of autoimmune hepatitis. J Hepatol 31(5)：929-938, 1999

Case 6 3日間で進行した意識障害

■ 羽田野　義郎

症例提示 1　患者プロフィールと主訴

季節は夏．特に既往のない89歳女性が，3日前から進行する意識障害で救急搬送された．

診断推論 1

意識障害の場合，患者本人からの病歴聴取が困難なため，患者背景，発症様式，周囲の状況を家族，救急隊から聴取することから始まる．

「AEIOU-TIPS（p.7 **表1**参照）」による想起法のうち救急室ですぐに診断できるものは低血糖，低酸素，高体温，低体温である．そのため糖尿病の既往があるかどうか，もし既往があれば内服内容，インスリン使用の有無を確認，また夏であるため熱中症も多く，エアコンの有無などの環境がどうであったかを確認したい．もし部屋が暑ければ脱水を，アルコール多飲の形跡があればビタミンB_1欠乏を，睡眠薬の薬包が多数あれば急性薬物中毒の可能性を考える．

高齢者の場合原因として感染症が意識レベル低下の原因になることが多く，肺炎，尿路感染症，胆道感染症が代表的である．また頻度は低いが重篤な感染症として髄膜炎が挙がる．その

ため，発熱，悪寒戦慄，咳，痰，残尿感，排尿時痛，頻尿，頭痛，嘔気を訴えていたかどうかを確認したい．

また年齢的には脳血管障害の可能性は高いため，リスクとなる高血圧，糖尿病，脂質異常症，喫煙の有無はどうかも聞いておく．急性の意識障害であればその可能性が高くなるため，疑わしければ頭部CTあるいはMRIにて確認することになる．

季節が夏であることを考えると熱中症，あるいは脱水による可能性も十分考えられる．また脱水に加えて電解質異常の可能性もある．脱水は何らかの疾患の結果起こっているかもしれない．食事や飲水の状況がどうであったかも確認したい．

上記診断を考えてそれでも診断がつかなければ髄膜炎を除外したうえで，甲状腺や副腎の機能低下症など内分泌疾患も考える．

症例提示 2　現病歴・既往歴・使用薬物・社会歴・家族歴

（以下は同居している家族から聴取）．

ADL（日常生活動作）は自立しており，週に3回デイサービスにいって食事を摂っているが，3日前のデイサービスから帰ってきて調子が悪いと訴えておりそのまま横になっていた．そのまま動けなくなり，ベッドで臥床する状態となった．家にエアコンはなく暑いため，熱中症かと思い飲水を促しながら様子を見ていた．会話は可能であった．以後終日ベッド上で過ごすようになり，次第に会話もできなくなり，1日前からは会話が完全にできなくなり，頭を振るよ

うな仕草があったがその後は反応もなくなった．
　家族によれば熱は測っていないのでわからないが，発汗なし．悪寒戦慄なし．頭痛なし．咳，痰なし．胸痛なし．呼吸苦なし．腹痛なし．下痢なし．嘔吐なし．食欲も3日前までは普通に食べていた．尿はあまり出ていない．転倒やけいれんは目撃されていない．
【既往歴】5年前にアルツハイマー型認知症を発症．高血圧，脂質異常症，糖尿病，甲状腺疾患の既往なし．
【内服歴】ドネペジル5 mg．
【社会歴】タバコ：なし，アルコール：機会飲酒．
【家族歴】特記すべきものなし．
【アレルギー】なし．

診断推論2

　ADLが自立して食事もしっかり摂れていたような患者が，次第に増悪する活動性の低下，進行する意識障害の状態で搬送された．デイサービスでも食事を摂っており，過度の飲酒もないので，普通に考えればビタミンB_1欠乏は考えにくい．また糖尿病の既往や内服薬もなく，感染症や副腎不全が原因の低血糖を除けば低血糖の可能性は低い．これまでに低血糖の既往はないかどうかは念のため確認しておきたい．
　家族の話では，家にエアコンはないということで熱中症の鑑別も挙がるが，明らかな誘因ははっきりしないようである．しかし，活動性低下に伴い食事も摂れていないため，何らかの疾患の2次的要素で脱水症や電解質異常になっている可能性はある．
　頻度からすれば感染症に伴う意識障害の可能性，もしくは特に既往はないが脳血管障害の可能性が高い．高齢者に起こりやすい感染症，すなわち肺炎，尿路感染症，胆道感染症，髄膜炎を示唆する症状はなかったようだが，高齢者は症状が出にくいこともあるため，身体診察や検査で確認する必要がある．
　また頭蓋内病変の場合，麻痺や構音障害が出現することが多いため，そのような症状がなかったかどうかを確認する．

症例提示3　追加の質問に対する返答

麻痺，構音障害は家族が見る限りはっきりしなかった．

※Semantic qualifierを意識した病歴の要約

　アルツハイマー型認知症の既往があるものの，ADLは自立している高齢女性が3日前から次第に進行する意識障害で救急搬送された．夏にエアコンなしで暮らしており，食事も摂れていないようである．家人によれば局所症状は認められず．

診断推論3

　病歴では今ひとつはっきりとしないが，鑑別として挙がるのは，脳症，電解質異常，浸透圧異常，腫瘍，体温異常，感染症，脳血管障害である．
　まずはバイタルサインの確認をするが，感染症を示唆する発熱はないか，意識障害があるため徐脈でCushing現象をきたしていないかどうかを確認．呼吸数はもちろんだが呼吸様式にも注意する．

またオーダーが入らない状態であるが，肺炎，尿路感染症，胆道感染症，感染性心内膜炎を示唆する身体所見のチェックと，髄膜炎，脳炎を否定するための神経学的所見が大事である．

症例提示4　身体所見

【全　般】反応なくぐったりとしている．GCS：$E_1V_1M_1$．身長 150 cm　体重 45 kg．
【バイタル】T 38.2℃, BP 118/84 mmHg, P90/分　整, R 30/分, Cheyne-Stokes 呼吸様　SpO_2 94%（室内気）．
【頭　部】貧血・黄疸なし，咽頭発赤なし，結膜出血斑なし．
【頸　部】項部強直なし，頸静脈怒張なし，血管雑音なし，甲状腺腫大なし．
【心　臓】打診にて心拡大なし，心雑音なし．
【胸　部】肺音清で左右差なし，乳房に腫瘤なし．
【腹　部】平坦軟，圧痛なし，腸蠕動音異常なし，肝脾腫なし，肝叩打痛なし，Murphy 徴候陰性．
【背　部】CVA 叩打痛なし．
【陰部・直腸】腫瘤・圧痛なし，茶色便　潜血陰性．
【皮　膚】皮疹なし，腫脹なし，Osler 結節なし，Janeway 病変なし，四肢に浮腫なし．
【リンパ節】表在リンパ節腫脹なし．
【神　経】瞳孔 2 mm/2 mm, 対光反射なし，項部硬直なし，四肢：弛緩している．深部腱反射：上下肢ともに左のみ亢進，Babinski 反射：右　陰性，左　陽性．

診断推論4

　高度の意識レベル低下，病的反射を含む片側の神経学的異常を呈しており，脳幹病変あるいは広範な大脳病変を否定するために頭部 CT もしくは MRI を早期に施行したい．また意識障害に加え，発熱を呈しており脳炎，脳膿瘍の可能性，また頭蓋内病変に合併した誤嚥性肺炎，尿路感染症の可能性もあるため，胸部 X 線，血液培養 2 セット，喀痰グラム染色，喀痰培養，検尿，尿グラム染色，尿培養を施行しておきたい．反射に左右差があり項部硬直はないが，画像ではっきりしなければ髄液所見も確認したい．電解質異常が意識障害の原因となっている可能性もあるため，電解質異常は確認しておきたい．

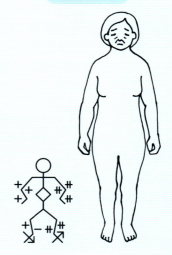

身体所見

症例提示5　初期検査結果

【血液検査】WBC 15,000/μL, Hb 13.6 g/dL, MCV 82.4 fL, Plt 174,000/μL, Na 155 mEq/L, K 4.1 mEq/L, Cl 121 mEq/L, BUN 58.0 mg/dL, Cre 1.3 mg/dL, Glu 151 mg/dL, T-Bil 0.5 mg/dL, AST 20 IU/L, ALT 10 IU/L, ALP 263 IU/L, TP 8.0 g/dL, Alb

3.8 g/dL，PT-INR 1.7，APTT 29.2 秒．
【検　　尿】pH 6.0，蛋白（1＋），潜血（3＋），RBC＜1/HPF，WBC 50〜99/HPF．
【尿グラム染色】多核白血球多数，中型のグラム陰性桿菌に貪食あり．
【胸部X線】心拡大なし，肺野異常陰影なし．
【心　電　図】洞調律，明らかな異常なし．
【頭部CT】低吸収域内に高吸収域が混在する出血性梗塞を疑う所見を左後頭葉に認め，両側基底核の境界が不明瞭化しており，左視床にも出血を疑う高吸収の部位を認める（図4）．副鼻腔，乳突蜂巣に異常を認めない．

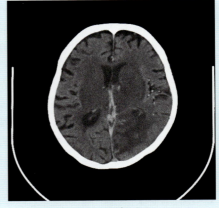

図4　頭部CT

 診断推論 5

発熱に加え，尿所見より急性腎盂腎炎を合併している可能性は高い．

意識障害の原因は急性多発性出血性梗塞でよいと思われるが通常の脳出血と異なり血管支配に一致していない．心原性脳梗塞，なかでも発熱も伴うため感染性心内膜炎，および静脈洞血栓症の可能性を疑い，診断のため経胸壁心エコー，頭部MRI，MRV（MR venography）を追加したい．なお，電解質異常，BUN，Creの異常は意識障害の原因というよりは結果として起こっていると考えられる．

症例提示 6　精査結果と最終診断

【血液培養】入院時2セットいずれも陰性
【経胸壁心エコー】明らかな疣贅は認められない．
【頭部MRV】直静脈洞，左S状静脈洞は描出されておらず，同部位の血栓症が疑われる．（図5）

最終診断：直静脈洞，および左S状静脈洞血栓症による多発出血性脳梗塞．

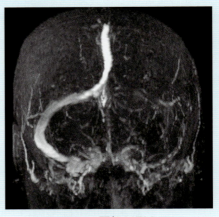

図5　頭部MRV

本症例のその後の経過

1日前の頭を振るような仕草は、おそらく静脈洞血栓症による頭痛の一表現ではなかったかと考えられる。89歳という年齢から先天性疾患の可能性は非常に低いと考え、精査として抗核抗体、ループスアンチコアグラント、抗CL-β2GPI複合体、抗カルジオリピン抗体をチェックしたがいずれも陰性。今回のS状静脈洞血栓症の原因は脱水によるものと考えられた。入院当日より急性腎盂腎炎に対してセフトリアキソンを開始、ヘパリンによる抗凝固療法を行ったが神経所見の改善なく次第に除皮質状態となり、入院86日目に死亡した。病理解剖は同意を得られなかった。

> **Clinical Pearls**
> 意識障害の原因は多岐にわたるが、動脈血管支配に一致しない脳血管障害をみたときは、静脈洞血栓症を疑う。

My Clinical Pearls（診断編） ● 酒見 英太

知らないものは見えない

目に入っているものでも知っていなければ認識できない。すなわち、せっかく患者の呈している身体所見も知らないと見過ごしてしまうので、臨床に携わる者は身体所見についての知識を増やす必要がある。

Watchしないと見えないし、Listenしないと聞こえない

五感は意識を集中しながら用いて初めて役に立つ。
病歴と身体所見からここにこんな所見があるはずだと意識して読む画像の感度は上がり、同時に無関係陽性所見に引っ張られることも減る（すなわち特異度も上がる）。Ⅱ音の分裂も肺野の気管支呼吸音も腹部の血管雑音も、頭の中で他の雑音を遮断して、聞くべきものに意識をtune inして初めて聞こえてくる。同様のことは、直腸診における腫瘤や結節の触知にも言えるかもしれない。

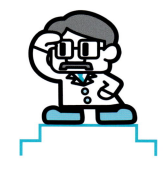

Case 7 繰り返す紫斑と血腫

■ 上田　剛士

症例提示1　患者プロフィールと主訴

慢性心房細動，脳梗塞，閉塞性動脈硬化症，冠動脈疾患の既往のある72歳男性が，1年前から軽度の外傷にて紫斑や血腫を呈するようになり来院した．

診断推論1

　脳梗塞による転倒を繰り返していれば紫斑や血腫は病的とは言い切れず，① 外傷に伴う紫斑・血腫の可能性はある（→外傷機転を✓）．また高齢者虐待による外傷も頭の片隅に入れておく必要がある．しかし一般的には出血傾向をきたす疾患を中心に鑑別すべきであろう．

　出血傾向が一次止血の問題とすれば，血管壁の異常により出血傾向をきたす ② ステロイド内服（→内服歴を✓），③ ビタミンC欠乏症（→食生活を✓），④ アミロイドーシス（関節リウマチや血液疾患，末期腎不全などの基礎疾患を✓）や，血小板減少をきたす ⑤ 血液疾患（白血病（→発熱，歯肉腫脹を✓）や骨髄異形成症候群（→貧血による動悸・息切れを✓），特発性血小板減少性紫斑病，そして血小板機能異常を呈する骨髄増殖性疾患を考える．骨髄増殖性疾患のなかでは血栓形成と出血傾向の両者をきたす ⑥ 本態性血小板血症（→手指・足趾の虚血症状を✓）の可能性が高いかもしれない．また ⑦ 尿毒症（→腎疾患の既往を✓）も血小板機能異常を呈する．⑧ 薬剤は血小板数低下も血小板機能異常もきたしうるため，H₂ブロッカー，抗けいれん薬（これらは血小板数低下をきたす），抗血小板薬や非ステロイド系抗炎症薬（これらは血小板機能異常をきたす）の使用歴を✓する．

　出血傾向が二次止血の問題（凝固障害）とすれば，⑨ 血友病やvon Willebrand病（→家族歴，過去の易出血性を✓），⑩ 肝不全（→肝疾患の既往や飲酒歴を✓），⑪ ビタミンK欠乏症（→ワルファリン内服歴や抗生剤使用歴を✓）が鑑別に挙がる．DICも凝固障害の鑑別には挙げられるが，本症例では経過が長いので可能性は低い．

> 出血傾向は血管壁異常や血小板異常（一次止血の異常）と，凝固障害（二次止血の異常）に分けて考える．
> 　血管壁や血小板の異常の場合は，体表部である皮膚点状出血・粘膜出血をきたす．一方，凝固障害の場合は深部である皮下出血斑，筋層内出血，関節内出血をきたしたり，遅延性再出血をきたすことが特徴である．
> 　von Willebrand病は血小板凝集障害と凝固障害を併せ持つが，臨床的には粘膜出血が多く，深部出血は非常にまれである．

症例提示2　現病歴・既往歴・使用薬物・社会歴・家族歴

2年前に脳梗塞により右片麻痺となり、この時に心房細動を指摘され、二次予防のためワルファリンの内服を開始した。この時点では採血や点滴の後に出血傾向は認めなかった。

1年半ほど前より、特に外傷の覚えのない左上下肢などに次々と斑状紫斑、皮下血腫が出現していることに気づき始めた。同時期に右肘を軽く打撲した折には関節腫脹が著明となり、関節穿刺を行い淡血性の関節液が確認されている。また採血では貧血の進行を指摘されたが、PT-INRは適切であると言われ、紫斑出現は継続するが経過を見ていた。

9ヵ月前に徐々に右足の疼痛を自覚しはじめたため精査を行い、足首上腕血圧比（ABI）が0.41の高度の右閉塞性動脈硬化症と、冠動脈の三枝病変を指摘された。カテーテル検査のための動脈穿刺部位の止血が困難であり、いったん止血されていたものの翌日夜半になり再出血した経緯がある。その1ヵ月後に安静時にも右下腿疼痛が出現するようになり、緊急で右大腿動脈—膝窩動脈バイパス術が施行された。この際に、1ヵ月前の動脈穿刺部位に一致して巨大な皮下血腫を認めた。また術中は止血が困難であり、術後も2日後に再度oozingが見られている。

7ヵ月前には特に誘因なく左膝窩に血腫を呈した。また鼻出血も見られたがこれはすぐに止血した。6ヵ月前には尻もちをつき、右殿部を打撲した。骨折は認めなかったが翌日になり巨大な血腫が出現し、貧血が進行したため4単位の輸血を受けた。5ヵ月前には左肩を下にして寝ていたら左肩に血腫が出現した。また車に乗る際に躓いて右膝を地面についたところ、翌日より右膝腫脹が見られ、穿刺にて血性関節液が採取されたが、MRIでは骨傷は認めなかった。4ヵ月前には右腹部、3ヵ月前はイヤホンをしていた右耳介から頸部、1ヵ月前は左上腕に特に大きな外傷機転を伴わずに皮下出血を認めている。

そのような出血傾向から経過中はPT-INRが1.5を下回るようにコントロールされていた。

【既往歴】慢性心房細動、脳梗塞（2年前、後遺症として右不全片麻痺を残す）、右下肢閉塞性動脈硬化症、冠動脈疾患、高血圧症。

【内服薬】ワルファリン　1 mg，アスピリン　100 mg，タムスロシン　0.2 mg，
ベニジピン　4 mg，イコサペント酸エチル　1,800 mg　分3，
アロプリノール　200 mg，ファモチジン　40 mg，
ベラプロストナトリウム　240 μg　分3，酸化マグネシウム　990 mg．

【社会歴】タバコ：20歳〜60歳ごろまで40本/日、アルコール2合/日×40年．

【家族歴】血液疾患や出血傾向の家族歴なし．

診断推論2

出血傾向としては皮下斑状出血や筋層内出血、関節内出血が見られており、二次止血の異常が疑われる。逆に血管壁の異常や血小板の異常による易出血性をきたす疾患に関しては、点状出血や（一度だけ鼻出血はあるが）粘膜出血を認めないことから否定的だろう。von Willebrand病も深部出血はまれであり、否定的と考える。術後の遅延性再出血も二次止血の異常を示唆する特徴的所見である。

二次止血の異常のなかでは、易出血性の家族歴や既往がないことからは ⑨ 先天性血友病やvon Willebrand病は否定的である。しかし関節には組織因子の発現が少ないことから、関節内出血は血友病などの内因子系凝固障害の特徴的な徴候であり、本症例は高齢者であることも考えると後天性血友病の可能性は高いと考えられ

る（→最近の薬剤の追加，悪性疾患を示唆する食欲低下，体重減少，慢性咳嗽，頑固な疼痛を✓）．

⑩ 飲酒歴はあり肝不全の否定はできない（→皮膚黄染や腹満感，むくみを✓）が肝不全や，

⑪ ビタミンK欠乏症（ワルファリン）単独による出血傾向としてはPT-INRの値が低いことが合致しない．

症例提示3　追加の質問に対する返答

最近の薬剤の追加や食欲低下，体重減少，慢性咳嗽，頑固な疼痛はなかった．黄疸や腹部膨満，下腿浮腫にも気づいていない．また過去の採血で肝障害を指摘されたことはなかった．

※Semantic qualifier を意識した病歴の要約

慢性心房細動，脳梗塞，閉塞性動脈硬化症，冠動脈疾患の既往のある高齢男性が，1年前から軽度の外傷にて皮膚出血斑や筋層内出血，そして関節内出血を呈するようになった．抗血小板薬とワルファリンの内服歴はあったがINRは低めに管理されている．

診断推論3

病歴では二次止血の問題の可能性が高いと考えられたが，身体診察でも二次止血異常による皮下出血斑か，一次止血の障害を示唆する点状出血斑のいずれが中心であるかを確認しておく．

もっとも可能性が高いと思われる後天性血友病に特徴的な身体所見というものはないが，高齢者では悪性疾患が後天性血友病の基礎疾患となりうることから表在リンパ節腫脹の✓と，消化管出血の有無の確認を兼ねて直腸診を行う．肝疾患の可能性も否定はできていないので，肝硬変の徴候（肝腫大，脾腫，手掌紅斑，蜘蛛状血管腫，女性化乳房）がないかは✓しておく．

症例提示4　身体所見

【概　観】意識清明，恰幅よし．
【バイタル】T36.5℃，R16/分，BP120/60 mmHg，P60分．
【頭　部】左頬部に斑状出血斑あり，結膜に蒼白・黄染なし，粘膜出血なし．
【頸　部】鎖骨上リンパ節を含めリンパ節腫脹なし．
【胸　部】聴診上肺に異常なし，胸骨左縁第3肋間にLevine Ⅲ/Ⅵの収縮期駆出性雑音を聴取．
　　　　女性化乳房なし，クモ状血管腫なし．
【腹　部】平坦，軟，腫瘤なし，肝脾腫なし．
【直腸診】圧痛・腫瘤なし，前立腺は大きいが結節なし，こげ茶色固形便の潜血陰性．
【四　肢】右足趾の色調悪く，冷感あり．右足背動脈は触知せず．
　　　　右上下肢は屈曲拘縮している．
　　　　左肘に直径8cm程度の皮下血腫を認める．左大腿内側と右大腿にも皮下出血を認める．
　　　　手掌紅斑なし，点状出血斑はなし．
【リンパ節】腋窩，鼠径，滑車上リンパ節腫脹なし．

Case 7　くり返す紫斑と血腫

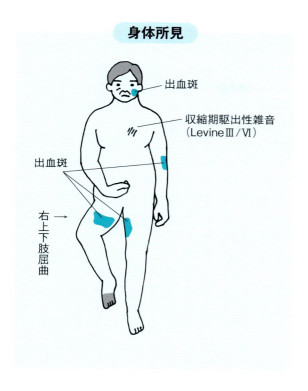

身体所見
- 出血斑
- 収縮期駆出性雑音（Levine Ⅲ/Ⅵ）
- 出血斑
- 右上下肢屈曲

診断推論 4

凝固障害である可能性は一段と高まった．肝硬変の可能性は下がり，内因子系の凝固障害が疑われるためまずはAPTTを✓したい．鑑別にはそれ以外の血液疾患も挙がっていること，貧血の指摘があることからCBC，末梢血スメアの観察は行っておく．

症例提示 5　初期検査結果

【ＣＢＣ】WBC 8400/μL, Hb 10.1 g/dL, MCV 97.1 fL, PLT 18.2万/μL, 末梢血スメアに異常細胞なし．
【凝　固】APTT 67.5秒, PT-INR 1.16, Fib 326 mg/dL, FDP 2μg/mL.
【生化学】肝機能，腎機能，電解質に特に異常認めず．

診断推論 5

内因子系の凝固障害であることが確定した．原因として後天性血友病の可能性が高いと考えられるが，インヒビターの存在を迅速に判断するためにMixing testを行う．Mixing testとは患者血漿と正常血漿を1:1に混合し37度で2時間incubation後に，APTT延長が是正されるかどうかを確認するものである．凝固因子欠損症であれば正常血漿を加えることでAPTTは正常化するが，患者血漿にインヒビターが存在する場合はAPTTが正常化しない．

インヒビターの存在が疑われれば，第Ⅷ因子活性と第Ⅷ因子インヒビター（第Ⅷ因子インヒビター産生は後天性血友病でもっとも多い）と，第Ⅸ因子活性と第Ⅸ因子インヒビターの測定を行う．

Mixing testが陽性となるが血栓傾向を呈するものに抗リン脂質抗体症候群がある．本症例では脳梗塞と閉塞性動脈硬化症の既往があることからLupus anticoagulantに関しても測定をしておいたほうがよいだろう．

> ### 症例提示6　精査結果と最終診断
>
> Mixing test 陽性.
> 第Ⅷ因子活性 3％，第Ⅷ因子インヒビター 75 Bethesda Index（正常≦1 B.I.）.
> 第Ⅸ因子活性 82％，第Ⅸ因子インヒビター 検出せず.
> Lupus anticoagulant 陰性.
>
> **最終診断：後天性血友病（第Ⅷ因子インヒビター産生による）.**

本症例のその後の経過

　後天性血友病は薬剤，膠原病，悪性腫瘍，出産などが原因となりうることが知られている．本症例では薬剤や膠原病の疑いは低いと考えられたが，特に報告例の多い肺癌と前立腺癌を念頭に入れた悪性腫瘍のスクリーニングは必要と考えた．

　胸部X線では肺癌は疑われなかった．直腸診では前立腺腫大を触れたが結節は触れなかった．便潜血は陰性であった．PSAは45.7 ng/mLと高値であることから行った前立腺MRIでも前立腺癌を疑われたが，出血傾向から生検は見合わされ，後天性血友病の治療を優先させた．

　本症例では経口プレドニゾロンを1 mg/kgで開始し，APTTは正常化し出血傾向は消失したが，ステロイド減量にてAPTT延長，インヒビターの再出現を認めた．そのためアザチオプリン100 mgを加えたがプレドニゾロン10 mgよりの減量は困難であった．そこでビカルタミド（アンドロゲン受容体阻害薬）を投与したところ，翌月よりAPTTの改善を認め，その後ステロイドは中止，アザチオプリンは50 mgに減量可能となった．またPSAはビカルタミド開始5ヵ月後に7.4 ng/mLまで低下した．

　前立腺癌は第Ⅷ因子を表面マーカーとして表出するためか，後天性血友病を合併することが知られており，本症例のように後天性血友病を契機に前立腺癌が診断されることもある．

> ### Clinical Pearls
> 1．深部出血や術後の遅延性再出血は二次止血の異常を示唆する．
> 2．関節内出血は凝固障害のなかでも内因子系の異常を示唆する．
> 3．高齢発症の内因子系の凝固障害では後天性血友病を考える．
> 4．高齢男性の後天性血友病で第Ⅷ因子インヒビターが検出されたら前立腺癌や肺癌の検索を行う．

Case 8　発熱，水様性下痢と嘔吐

■碓井　文隆

症例提示1　患者プロフィールと主訴

生来健康な47歳の専業主婦が3日前からの悪寒と発熱，2日前からの水様性下痢と1日前からの嘔吐を主訴に来院した．

診断推論1

持病のない患者の急性発症の下痢，嘔吐，発熱をきたす疾患を考えた際に一番コモンな疾患はウイルス性，細菌性含めて①急性胃腸炎である（→原因となるような摂食歴，海外渡航歴，病人との接触を✓）．タール便を下痢便と捉えている可能性もあるため，②消化管出血は外せない（血便・黒色便の有無，非ステロイド性抗炎症薬内服歴，前失神を✓）．また，頻回の排便が炎症の直腸への波及によって起きていると考えると，③虫垂炎や腹腔・骨盤内炎症疾患も考えたい（腹痛の有無や発症様式を✓，月経歴・性交歴を✓）．何らかの薬剤摂取歴があるのであれば，④薬剤性下痢も考えられる（抗生剤，制酸剤，下剤などの内服歴を✓）．

症例提示2　現病歴・既往歴・使用薬物・社会歴・家族歴

入院3日前の夕方までは食事も摂れており，普段通りだった．夜にシャワーを浴びていた際に戦慄を伴わない悪寒が出現したため体温測定したところ38.8℃あった．このころから，体幹に痒みのない発疹（膨隆のない紅斑）が出現した．また，排尿後に陰部を拭いた際にぴりぴりと痛い感覚があることに気づき，陰部から悪臭がしていることに気がついた．頻尿や残尿感は認めなかった．

入院2日前に総合診療科を受診してインフルエンザ迅速検査は陰性だったが，1週間前に微熱があった15歳の娘との接触歴があり，多少の乾性咳嗽もあったとのことでインフルエンザの可能性も完全には否定できなかったため，オセルタミビルと解熱剤を処方された．その後，黒色の水様便が7〜8回あり（渋り腹であり，一回量は少なかった），体温は40℃まで上昇し，高熱が続くため入院前日の午前1時に救急内科を受診したところ，引き続きインフルエンザとしてオセルタミビルをザナミビルへ変更され，発熱時のアセトアミノフェンの内服量を2Tから3Tへ変更されて帰宅したが，40℃前後の発熱は続き，下痢も回数は変わらなかった．さらに食物残渣の嘔吐が2回あった．翌朝になって食欲と下痢に多少の改善はあったが，39℃台の発熱が続くため入院となった．

咽頭痛・鼻汁や呼吸苦・胸痛はなし．腹痛は認めないが，トイレへ行きたくなるような腹部の張りはあった．黒色便はあったが鮮血便は認めず，失神はなかったが起立歩行時にふらつき

を認めていた．海外渡航歴はなく，動物との接触は以前から飼っている猫のみで，来院4日前に鮭のたたきを摂取した以外は生ものの摂食歴はなかった．鮭のたたきを一緒に食べた家族に同症状はなく，下痢患者との接触もなかった．常用薬はないが，ルテイン®というサプリメントを1年前から継続して飲んでいる．タバコは吸ったことがなく，飲酒はしない．既往歴，アレルギー歴，家族歴に特記事項なし．

診断推論2

原因食物や病人との接触は，はっきりしないが，① 急性胃腸炎の可能性はいまだ大きい．非ステロイド性抗炎症薬などの上部消化管出血の原因となりうる薬剤内服歴は認めないが黒色便はあり，② 消化管出血は否定できない．腹痛ははっきりしないが渋り腹があり，陰部の痛みと帯下の悪臭の出現から ④ 生殖器・骨盤内炎症の可能性も増した．消化管出血も考えられるため，貧血による労作時の息切れの有無を✓しておきたい．骨盤内炎症の可能性はあるため性交歴と月経歴も確認したい．

症例提示3　追加の質問に対する返答

労作時の息切れはなかったが，立ちくらみを認めていた．性交渉は現在の夫と数年前にあった以来一切なかった．症状の出る前日から3日間月経があり，周期や出血量は普段どおりだったが帯下が生臭いように感じた．月経初日にタンポンを1回使用していた．

※Semantic qualifier を意識した病歴の要約

生来健康で長期間性交歴のない中年女性が3日前からの発熱，帯下の悪臭と体幹の紅斑，2日前からの黒色水様便と嘔吐を主訴に受診．食中毒の原因と考えうる食物摂取や病人との接触はなく，尿路の症状は認めない．

診断推論3

黒色水様便があること，渋り腹であることから直腸診で便潜血や子宮頸部可動痛は確認したい．立ちくらみや黒色便を認めるため，血圧，脈拍の起立性変化とともに，皮膚・粘膜の蒼白など貧血を疑わせるような所見を確認したい．また，帯下の悪臭を認めており，陰部の観察とともに尿路感染症との合併を確認するためにCVA（肋骨脊柱角）の叩打痛は確認したい．

症例提示4　身体所見

【概　　観】意識清明，ぐったりしている，中肉中背（160 cm，63 kg）．
【バイタル】T 37.6℃，R 18/分，臥位 BP 117/68 mmHg，P 96/分　整，
　　　　　　座位 BP 95/58 mmHg，P 110/分　整．
【皮　　膚】胸部と背部に斑状紅斑あり．
【頭　　部】頭部振盪痛なし，両側眼球結膜に充血と軽度黄染あり，眼瞼結膜に蒼白なし，舌全体に発赤あり，口内炎・口内疹なし，咽頭正常．
【頸　　部】両側前頸部リンパ節に腫脹・圧痛あり，項部硬直なし．

Case 8 発熱，水様性下痢と嘔吐

【胸　部】聴診上，心・肺に異常なし．
【腹　部】平坦・軟であり，圧痛・腫瘤痛なし，腸音は正常，肝脾腫なし．
【背　部】CVA 叩打痛なし．
【直腸診】ダグラス窩圧痛・子宮頸部可動痛なし，普通便の付着を認め便潜血陰性．
【陰　部】大陰唇に発赤と軽度腫脹を認める，触れると痛みあり，白い帯下あり．
【四　肢】両手指に腫脹を認める，両下腿に浮腫を認める，関節に圧痛・腫脹なし．
【神　経】異常認めず．

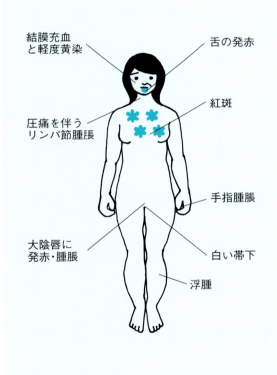

身体所見

結膜充血と軽度黄染
舌の発赤
紅斑
圧痛を伴うリンパ節腫脹
手指腫脹
大陰唇に発赤・腫脹
白い帯下
浮腫

 診断推論 4

　急性胃腸炎にしては，身体所見における腹部症状に乏しい．消化管・生殖器・皮膚粘膜・リンパ節という複数の臓器において所見を認めておりウイルス感染症の可能性は考えられる．また，多臓器に障害を与える疾患としては成人スティル病や血管炎も鑑別に挙がる．眼球結膜の充血，紅斑，舌の発赤，手指の腫脹，リンパ節腫脹を認めており，まれながら成人発症の川崎病の可能性は出てくる．また，黄疸と眼球結膜の充血は Weil 病を想起させるが，疑わしい曝露歴がなさすぎる．タンポンを使用していて身体所見に陰部の感染症が疑われ，発熱，紅斑，下痢，黄疸，結膜の充血や舌の発赤を呈しており，起立性低血圧も認めているため毒素ショック症候群（TSS）の可能性もある．

　そこで各種ウイルス感染症，成人スティル病，血管炎の鑑別を考えて，血液検査（CBC，生化学，凝固系，フェリチン，EBV 抗体，CMV 抗体，HSV 抗体，麻疹抗体，抗核抗体，PR_3-ANCA，MPO-ANCA），溶連菌迅速検査は施行したい．また，肝脾腫，胆道系異常，腹腔内膿瘍・腫瘤，腹腔内リンパ節腫脹の有無を調べるために腹部エコーや CT 撮影をしたい．熱源精査のために，尿検査（培養を含む），血液培養，腟分泌物培養，胸部 X 線撮影，心エコーは必要と考えられる．

症例提示 5　初期検査結果

【検　尿】蛋白（±），潜血（−），WBC（1+），ウロビリ 1.0，ビリルビン（−）．

【血液検査】Na 134 mEq/L, K 3.6 mEq/L, Cl 100 mEq/L, BUN 26.4 mg/dL, Cre 0.9 mg/dL, T-Bil 2.3 mg/dL, AST 59 IU/L, ALT 111 IU/L, ALP 208 IU/L, γGTP 106 IU/L, TP 6.4 g/dL, Alb 3.3 g/dL, PT-INR 1.33, APTT 38.6 秒, CRP 19.3 mg/dL, WBC 15,000 mL (Neu 95.8%, Lym 1.7%, Mon 1.7%, Eos 0.7%, Bas 0.1%), Hb 13.7 g/dL, MCV 86.5 fL, Plt 17.2 万/μL, 抗 EBVCA-IgG 40 倍, 抗 EBVCA-IgM 10 未満, EBNA 抗体 40 倍, CMV 抗体 (LgG+, LgM−), HSV 抗体 (IgG+, IgM−), 麻疹抗体 (IgG+, IgM−), リウマチ因子 (−), 抗核抗体 (−), フェリチン 226.0 ng/mL, PR_3-ANCA・MPO-ANCA ともに (−).
【迅速検査】インフルエンザ再検陰性, 溶連菌検査陰性.
【胸部 X 線】明らかな肺炎像を認めず.
【腹部エコー】小腸壁軽度浮腫様を認める, 空腸回腸移行部付近の径はやや拡大傾向.
【腹部 CT】軽度脾腫を認めるのみ.
【心エコー】心機能良好で壁運動異常なし. 疣贅を認めず. 冠動脈の拡大や輝度異常を認めず.
【血液培養】3 セット陰性.
【膣分泌物培養】MRSA 陽性.
【尿培養】MRSA 陽性 (グラム染色で白血球貪食像は不明瞭).

診断推論 5

各種ウイルス検査はすべて陰性もしくは既感染パターンであり病因としてこれらのウイルス感染説は考えにくい.

丘疹状出血斑・単神経炎・腎炎の所見なくANCA陰性であり血管炎も考えにくい. フェリチンは軽度上昇を認めるのみで腹部CTで軽度の肝脾腫, リンパ節腫脹とRF陰性, 抗核抗体陰性ではあるが, 発熱が1週間続いていないこと, 皮疹が定型的な体温に伴って消長するサーモンピンク疹ではないこと, 咽頭痛・関節痛がなかったことなどから成人スティル病の可能性は低いと考えられた. 結膜充血, イチゴ舌, 頸部リンパ節腫脹・圧痛, 不定型発疹, 5日間の発熱, 手指の腫脹を認め, 川崎病の診断基準は満たし, 消化器症状や肝障害が出現することも当てはまる. しかし, 47歳での川崎病の発症は症例報告でも認めていないため, 診断には他の疾患の除外が必須と考えられた. 病歴上は, 海外渡航や家畜などの動物との接触を認めておらず考えにくいが, 結膜充血と黄疸を呈しており, 蛋白尿も有意ではないがWeil病の可能性はわずかに残る. 一方, 膣分泌物の培養よりMRSAを認めていることからTSSの可能性は高くなった.

これについてはMRSA菌株のTSST-1産生能の有無を確認しておきたい.

症例提示 6　精査結果と最終診断

膣分泌物培養からのMRSAにおいてTSST-1産生能陽性
抗レプトスピラ抗体陰性, 血液・尿のレプトスピラDNA陰性

最終診断：毒素性ショック症候群.

(→診断基準：38.9℃以上の発熱, びまん性〜斑状紅斑, 発症1〜2週間後に手掌の落屑, 起立性血圧低下, 3臓器以上の障害：消化管症状, 結膜・膣の粘膜障害, 肝障害・黄疸, レプト

スピラ・麻疹の血清抗体価陰性，血液培養陰性）．

本症例のその後の経過

免疫グロブリンの使用も考慮したが，血液製剤の使用に対して本人が強い抵抗を訴えたため，使用はしないことになった．解熱剤による対症療法のみで症状は改善を認めた．膣分泌物からMRSAが培養されたため，入院8日目より除菌目的でミノサイクリン内服を行った．解熱し，全身状態の改善が得られたため，入院11日目に退院・外来フォローとなり，発症後17日目頃からTSSに特徴的な落屑を手指に認めた．また外来で膣分泌物培養にてMRSAの除菌は確認した．

> **Clinical Pearls**
> 1．血圧低下，下痢，紅斑に加えて粘膜を含む多臓器にわたる障害が出ている際は毒素性ショック症候群（TSS）を鑑別にあげる．
> 2．TSSでは川崎病と類似の症候を示すことがある．
> 3．現在でも月経時のタンポン使用はTSSのリスクとなりうる．

My Clinical Pearls（診断編） 酒見 英太

身体所見は変わらない（時代を超える）

人体の構造と反応様式は何十（百）万年もかけた進化の賜物であるから，ここ数十年で人間が編み出し更新し続けている…ゆえにすぐ古くなる…テクノロジーと比べて，より普遍的かつ不変である．したがって身体所見に関する知識は決して古くならず，しっかり勉強すればいつまでも役に立つ．

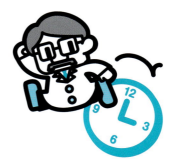

Case 9 亜急性の手足浮腫

植西　憲達

症例提示 1　患者プロフィールと主訴

生来健康な 28 歳女性が 25 日前から進行する両手足の浮腫をきたして来院した．

診断推論 1

生来健康な若年女性が亜急性に両手足の浮腫をきたしている．まず NSAIDs や甘草（漢方）の使用など塩分貯留に働く薬剤の使用はないかがまず気になる（→内服歴を✓）．鉄欠乏性貧血も細動脈の拡張や，貧血が重度なら塩分貯留や高拍出性心不全を介して浮腫をきたす（→顔面の蒼白，倦怠感，動悸や息切れを✓）．妊娠も忘れてはいけない浮腫の原因である（→月経歴，性交歴を✓）．

感染後糸球体腎炎やネフローゼなどの腎疾患による浮腫も若年者ではしばしばみられる（→前駆する咽頭炎や皮膚の感染症，顔面のむくみ，尿量の減少，血尿や尿の泡立ちの有無を✓）．関節炎や腱鞘炎により手足に浮腫が起こる．全身症状や関節炎，関節周囲の炎症による症状が重要である．鑑別として関節リウマチ（→朝のこわばりを✓），SLE（→皮疹，口腔内潰瘍，日光過敏，Raynaud 症状，筋肉痛を✓），パルボウイルス感染症（→小児との接触，顔面・四肢の紅斑を✓），HIV 感染症（→性交歴，静注薬物乱用 IVDA 歴を✓），急性 B 型肝炎（→家族歴，血液曝露歴，性交歴を✓）が若年女性では重要である．心不全は全身性浮腫の代表的疾患であり忘れてはいけない（→労作時呼吸困難 DOE，夜間発作性呼吸困難 PND，心疾患の既往歴や家族歴を✓）．肝硬変症や肝不全などは年齢的には頻度が下がるが膠質浸透圧低下により浮腫を起こす重要な疾患である（→腹部膨満，褐色尿，黄疸，腹囲の増加の有無，アルコール歴，輸血歴，IVDA 歴，性交歴，刺青歴，肝疾患の家族歴を✓）．甲状腺疾患は若年女性でしばしばみられ，四肢の浮腫をきたす．中でもバセドウ病（→体重減少，熱不耐，発汗，動悸，便の回数の増加，手の震えを✓）と橋本病（→体重増加，寒冷不耐，嗄声，便秘を✓）が重要である．（p.16 **表 2** 参照）

症例提示 2　現病歴・既往歴・使用薬物・社会歴・家族歴

25 日前に両足背に熱感を伴う浮腫が出現した．同時に両足関節周囲のかゆみと両側踵・足底に軽度の痛みが出現した．痛みは歩き始めに増強した．2 週間後に近医の整形外科で足底腱膜炎を疑われ湿布を処方された．内服鎮痛薬の処方はなかった．このころより浮腫は下腿前面にも広がった．4 日前から両手甲にもかゆみと熱感を伴うむくみが出現するようになり，精査加療を求めて来院した．顔面のむくみ，DOE，PND，腹部膨満，腹囲の増加，尿量の減少はない．朝のこわばり，手指の関節の可動痛はない．脱毛，口腔内潰瘍，日光過敏，紅斑，Raynaud

現象もない．ここ1年以上咽頭炎，下痢などの感染症の罹患はない．小児との接触もない．病人との接触は明らかではないが，薬剤師をしており患者の応対は行う．輸血歴，IVDA，刺青，海外渡航歴もない．性交のパートナーは一人でコンドームで避妊している．最終月経は通常通り10日前に5日間あった．
【既往歴】心疾患，腎疾患，肝疾患を含め特記すべきものなし．
【家族歴】心疾患，腎疾患，肝疾患，膠原病なし．
【使用薬剤】湿布外用のみ．NSAIDsや漢方，健康食品も含めて内服はない．
【嗜好品】喫煙なし．機会飲酒のみ．
【アレルギー歴】食物・薬剤ともになし．

 診断推論2

　DOE，PND，顔面のむくみや腹囲の増加，尿量の減少，肝疾患のリスクなどはなく，心不全，腎不全，慢性肝疾患の可能性は下がる．浮腫を起こすような薬剤の使用もない．息切れはないようだが，前述の鉄欠乏性貧血の症状，甲状腺機能亢進症や低下症の症状の確認は必要である．

　かゆみと熱感を伴う手足の浮腫であり，接触や露光によるアレルギー反応や炎症の存在をうかがわせる（→発赤や紅斑，湿疹の存在と，手足に着用したり触れたりするものの心当たりを✓）．足には足底腱膜炎を思わせる足底の疼痛と歩き始めの痛みがあるため，関節炎や腱鞘炎による浮腫の可能性が上がる．手指の関節痛や朝のこわばりはないが，関節リウマチやSLEの可能性がある（→発熱，倦怠感，体重減少などの全身症状，他の関節，特に手，肘，肩，股，膝，足関節の痛みや腫脹を✓）．曝露歴は明らかではないが，パルボウイルス，HIV，B型肝炎の可能性は否定しきれない．パルボウイルスの皮疹は本人が気付いていないことが多い．

　足底腱膜炎や踵の疼痛は脊椎関節炎を想起させる（→胸鎖関節，胸肋骨関節，脊椎関節，仙腸関節などの軸関節の痛みや腫脹，他の腱付着部の疼痛を✓）．反応性関節炎や炎症性腸疾患，乾癬の症候についても確認が必要である（→結膜炎，尿道炎症状，粘膜潰瘍，下痢・下血，爪の変化を✓）．

　手足の浮腫はかゆみを伴っている．SLEを疑わせる紅斑は伴っていないようだが，好酸球増多に伴う血管浮腫の可能性も考える必要がある．好酸球増多に伴う血管浮腫は再発性のものもあり（日本では少ない），過去に同様の手足の浮腫がないかを確認する必要がある．また蕁麻疹を伴うこともよくみられるため確認が必要である．

症例提示3　追加の質問に対する返答

　薬品・生活用品を含め発症前に特段変わったものに手足で触れた覚えはなく，手甲，足背の発赤や皮膚表面の変化には気づいていない．体重の増減，倦怠感，発汗はない．37℃台前半の微熱は時々みられたが悪寒や戦慄はない．顔面の蒼白，味覚異常，爪の変化，熱不耐，寒冷不耐，嗄声，手指の振戦はない．また，軸関節，末梢関節，腱付着部の疼痛や腫脹なく，結膜炎，尿道炎症状，粘膜潰瘍，下痢・下血も認めない．過去に同様の症状や蕁麻疹の既往はない．

> **※Semantic qualifier を意識した病歴の要約**
> 生来健康な若年女性が亜急性に出現したかゆみ，熱感を伴う両側対称性の手足の浮腫にて受診．特に接触歴，薬物摂取歴はなく，微熱と両足底痛があるが，他の関節痛，皮膚粘膜症状，心不全症状，腹部膨満，乏尿はない．

 診断推論3

身体診察では関節炎の有無をまず✓する．特に手指や足趾，手関節，足関節について腫脹，圧痛，熱感，発赤，可動域について調べるが，前述の軸関節，腱付着部についても調べる．足底，踵は症状があり圧痛の確認を要する．

SLEの症候である脱毛，結膜炎，口腔粘膜/陰部の粘膜の潰瘍の有無の確認も必要である．

また，乾癬の皮疹は患者が気づいていないこともあり，特に背部や臀裂など気づきにくい場所も✓する．パルボウイルス感染症では上下肢や体幹の淡いレース状の皮疹をきたすことがあり，患者が気づいていないこともあるので，注意深く観察する．HIV感染症，B型肝炎の可能性もあるためリンパ節腫脹や肝脾腫についても✓する．

ネフローゼや腎不全を思わせる顔面，特に眼瞼周囲の浮腫や白色爪，下腿全体の浮腫，心不全や特発性肺高血圧症（PPH）を思わせる頸静脈怒張，心拡大，Ⅱp亢進，gallop，心雑音，肺野crackles，下腿浮腫，慢性肝疾患を思わせるクモ状血管腫や手掌紅斑，黄疸，肝脾腫，腹壁静脈拡張，痔核，便潜血も✓したい．

甲状腺中毒症を思わせる皮膚の湿潤や甲状腺腫大，手の振戦，甲状腺機能低下を思わせる嗄声や腱反射弛緩相の遅延も確認したい．

症例提示4　身体所見

【全　般】苦痛表情なし，発汗なし，意識清明．160 cm，52 kg．
【バイタル】T 37.4℃，BP 118/80 mmHg，P 80/分 整，R 18/分，SpO$_2$ 98%（室内気）．
【頭頸部】粘膜に蒼白・黄染なし，眼球突出なし，顔面浮腫なし，血管拡張なし，チアノーゼなし，粘膜潰瘍なし，咽頭正常，嗄声なし，甲状腺腫大なし，頸静脈怒張なし．
【リンパ節】腫脹なし．
【心　臓】打診にて心拡大なし，Ⅱp亢進なし，過剰音なし，雑音なし．
【胸　部】クモ状血管腫なし，肺音清で左右差なし．
【腹　部】平坦，腸雑音正常，血管雑音なし，腹壁静脈拡張なし，圧痛なし，肝叩打痛なし，肝・脾触知せず．
【陰部・直腸】粘膜潰瘍なし，茶色便は潜血陰性．
【四肢・筋骨格】手背と前脛骨部，足背に圧痕を残す浮腫あり．手背には発赤や熱感・圧痛なし．握痛もなし．足背は軽度発赤と熱感はあるが，圧痛なし．足の握痛なし．足底部の圧痛はないが歩き始めに土踏まずのあたりに痛みが軽度誘発される．関節腫脹や圧痛，可動域制限はなし，バチ指やチアノーゼなし，白色爪なし．
【皮　膚】下腿・足背に掻破痕と思われる新旧の傷あり，正常皮膚色，クモ状血管腫なし，手掌紅斑なし，出血斑なし，皮疹なし．
【神　経】深部腱反射正常で弛緩相遅延なし，その他異常所見なし．

Case 9 亜急性の手足浮腫

身体所見

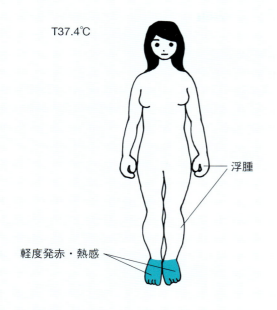

 ### 診断推論 4

頸静脈の怒張がなく，静水圧上昇をきたす心不全，腎不全，肺疾患に伴う右心不全の可能性は下がる．肝疾患を思わせる腹部膨満やクモ状血管腫，手掌紅斑も認めない．バイタル異常，甲状腺腫大，腱反射の異常なく甲状腺機能亢進症や低下症の可能性が下がる．

やはり病歴通り熱感を伴う手足の浮腫の所見がある．手足の炎症性疾患や血管浮腫のような血流が増加するような病態の可能性が上がる．手指や足趾の関節自体に炎症所見はないが，腱鞘滑膜炎の可能性はあるため，関節リウマチやSLE，脊椎関節炎の可能性は残る．抗CCP抗体，リウマチ因子，ANAの測定を行いたい．またパルボウイルス抗体，HIV抗体，HBs-Ag，HBcAb-IgMも✓したい．浮腫に痒みを伴っていることからは，好酸球増多に伴う血管浮腫の可能性は高い．末梢血液検査で好酸球数の確認をしたい．

ただし，心不全，腎不全，ネフローゼ，慢性肝疾患，甲状腺疾患除外目的に，血液検査で貧血，腎機能，蛋白とAlb濃度，肝機能，凝固系，TSH，さらに検尿，胸部X線検査は行っておく．

症例提示 5　初期検査結果

【検　尿】蛋白（−），潜血（−），WBC（−），ウロビリ 1.0，ビリルビン（−）
【血液検査】WBC 26,000/μL（Neu 30%，Lym 8%，Eos 60%，Mon 2%），Hb 14 g/dL，Plt 35万/μL，Na 140 mEq/L，K 4.0 mEq/L，Cl 98 mEq/L，BUN 12 mg/dL，Cre 0.6 mg/dL，T-bil 0.3 mg/dL，AST 20 IU/L，ALT 18 IU/L，ALP 220 IU/L，TP 6.8 g/dL，Alb 4.0 g/dL，PT-INR 0.98，APTT 20秒，TSH 1.4 IU/mL（正常 0.5〜5.0 IU/mL），HIV抗体（−），パルボウイルス IgM 抗体（−），HBs-Ag（−），HBc抗体（−），抗CCP抗体（−），リウマチ因子（−），ANA（−）．
【胸部X線】心拡大なし，肺うっ血なし，胸水なし．
【心電図】異常なし．

 ### 診断推論 5

若年女性で手足に限局したかゆみを伴う浮腫と著明な好酸球の増多がみられる．好酸球増多に伴う血管浮腫の可能性が非常に高い．この疾患は秋に多い傾向もあるため，この症例の発症

の季節を確認したい．少量ステロイド（PSL 10〜20 mg/日程度）で改善すれば確定的である（治療的診断）．

ただし，著明な好酸球増多であるため，喘息の病歴やアレルギー性鼻炎，アトピー性皮膚炎などのアレルギー疾患の有無の確認や，寄生虫感染のリスク（発展途上国の渡航歴や肉，淡水魚の生食，ペットの有無）の確認は行っておく．

症例提示6　精査結果と最終診断

アレルギー性疾患の病歴なし．寄生虫感染のリスクは認めない．この症例は10月ごろの発症である．PSL 15 mg/日を開始し，翌日に手の浮腫が，その2日後に足の浮腫が消失したため投与開始1週間でステロイドを中止した．その後再発は認めない．

最終診断：非再発性好酸球増多性血管浮腫（NEAE）．

Clinical Pearls
1. 手足の浮腫に熱感を伴う場合，関節炎・滑膜炎や血管浮腫など局所の血管透過性の病態を考える．
2. 秋に若年女性の急性の手足の浮腫をみたら，好酸球増多に伴う血管浮腫を思い浮かべる．蕁麻疹があれば，なお可能性が高い．

文　献

1) Matsuda M, Fushimi T, Nakamura A, et al.：Nonepisodic angioedema with eosinophilia：a report of two cases and a review of the literature. Clinical rheumatology **25**（3）：422-425, 2006
2) Jang JS, Kim CH, Kim SS, et al.：A case report of nonepisodic angioedema with eosinophilia in a Korean patient and a review of Korean literature. Korean journal of internal medicine **21**（4）：275-278, 2006

Case 10 間歇的に起こる発熱

栗山　明

症例提示1　患者プロフィールと主訴

抑うつ状態と診断され定期的に精神科を受診していた73歳男性が，10日前からほぼ3日ごとに悪寒戦慄と39.5℃の発熱を繰り返すため，救急外来を受診した．

診断推論1

患者の訴えが，急性発症で悪寒戦慄を伴う発熱であることから，菌血症をまず除外しておきたい．

細菌感染症としてよくある ① 腎盂腎炎，前立腺炎（→頻尿，残尿感，排尿時痛，尿白濁の有無を✓），② 胆道系感染症（→腹痛，黄疸，尿色の変化の有無を✓），③ 肺炎（特に肺炎球菌肺炎→呼吸困難，咳嗽，喀痰，胸痛の有無を✓）を念頭におき，さらに ④ 感染性心内膜炎（→最近の歯科的処置，あるいは観血的処置の有無を✓）を除外したい．

3日ごとの戦慄を伴う発熱と聞けばマラリアも想起される．抑うつ状態で海外旅行もないであろうが，渡航歴も曝露歴の一貫として尋ねておきたい．

症例提示2　現病歴・既往歴・使用薬物・社会歴・家族歴

入院11ヵ月前から間歇的に繰り返す発熱，倦怠感を主訴に当院救急外来を頻回に受診．感冒の診断にて対症療法のもと経過観察されていた．血液検査ではLDH高値（400〜600 IU/L）を認めていた．入院（今回の入院は第3回入院）9ヵ月前に繰り返す発熱の精査目的にて総合診療科に第1回入院となった．骨髄穿刺，胸腹部CT，各種培養検査を施行されたが異常所見を認めなかった．入院後，発熱は自然軽快し，またLDHも正常化したことから退院となった．入院4ヵ月前に再び発熱を呈したため第2回入院となった．LDH高値（954 IU/L）を呈したことから悪性リンパ腫の疑いにてガリウムシンチを施行されたが有意な所見はなかった．同入院期間中に壊疽性胆嚢炎を発症したため胆嚢摘出術を施行された．術後は合併症なく経過し，LDHも正常化したことから退院となった．退院後も1ヵ月に一度は発熱を呈して総合診療科外来や救急外来を受診し，その都度LDH上昇を指摘された．第3回入院10日前から3日に1回ほど38℃を超える発熱を繰り返していた．第3回入院当日の夜間に悪寒戦慄と39.5℃の発熱を認めたため，当院救急外来を受診した．3ヵ月間で4kgの体重減少と受診前日からの呼吸困難はあったが，頭痛・視力障害，咳・胸痛，消化器・尿路症状，皮疹，関節痛，浮腫の自覚はなく，旅行歴，病人や動物との接触歴もなかった．

【既往歴】17歳 肺結核（イソニアジドとストレプトマイシンにて治療）．68歳 早期胃癌（内視

鏡的粘膜下剝離術).72歳 壊疽性胆嚢炎（胆嚢摘出術).
【生活歴】喫煙・飲酒ともなし．アレルギーなし．
【薬剤歴】クロチアゼパム，アルプラゾラム．

診断推論2

11ヵ月間にわたり間歇的に繰り返す発熱が基礎にあり，今回もその発熱の経過を見ている可能性がある．過去の発熱時に施行された各種培養検査はすべて陰性であったことからも，繰り返す細菌感染症よりは，間歇熱として捉え直したほうがよい．

一般に間歇熱には**表4**のような鑑別疾患がある．ここに挙げる感染症は結核以外はいずれも日本国内ではまれである．遺伝性疾患も72歳発症では考えにくい．薬剤熱や詐病の可能性については過去2回の入院記録と担当医からの情報を得たい．

前日からの呼吸困難は心配である．心疾患や肺疾患（特に結核の再燃），貧血の合併を✓したいところである．

表4 間歇熱の鑑別

感染症
・マラリア ・ボレリア症 ・ブルセラ症 ・Whipple病 ・結核
腫瘍
・悪性リンパ腫（特にHodgkin病）
周期性好中球減少症
周期熱/自己炎症性症候群
・家族性地中海熱 ・TNF受容体関連周期熱症候群　等
薬剤熱
詐病

症例提示3　追加の質問に対する返答

初回入院，2回目入院の記録からは薬剤熱や詐病の可能性は否定的であった．

> **※Semantic qualifier を意識した病歴の要約**
>
> 肺結核の既往がある高齢男性．11ヵ月間にわたり間歇的発熱を繰り返し，体重減少と盗汗を認めている．発熱に同期して血清LDH高値を認め，解熱に伴ってLDHも正常化している．胸腹部CT，各種培養検査，骨髄穿刺，ガリウムシンチにて異常を指摘されていない．

診断推論3

高齢男性に発症する不明熱の原因検索の視点で身体所見をとっていく．間歇熱という視点からは特に悪性リンパ腫を外せないので，特に表在リンパ節と肝脾の念入りな診察がしたい．側頭動脈炎を考え，側頭部の硬結，圧痛をみたい．感染性心内膜炎を考え，心雑音の有無，眼瞼結膜や四肢末端に出血斑があるかみたい．亜急性甲状腺炎も不明熱となりうるので，頻脈や甲状腺腫大，圧痛を見たい．種々の疾患のclueになりえる皮疹の有無も確認したい．脊椎炎，前立腺炎や肛門周囲膿瘍も考え，脊椎叩打痛や直腸診もみたい．深部静脈血栓症や肺塞栓も考え，下肢浮腫も確認したい．発熱に加え，前日から呼吸困難もあるので頸静脈怒張の有無，心サイズ，肺音ともに確認したい．

症例提示4　身体所見

- 【概　観】意識清明，ぐったりとしている．
- 【バイタル・サイン】T 39.7℃．BP 128/72 mmHg．P 115/分．R 20/分．SpO$_2$ 87%（酸素2 L下）．
- 【皮　膚】皮疹なし．出血斑なし．
- 【頭　部】眼瞼結膜に出血斑なし．側頭部に硬結，圧痛なし．
- 【頸　部】表在リンパ節腫脹なし．甲状腺腫大・圧痛なし．頸静脈怒張なし．
- 【胸　部】両側肺底部にcoarse cracklesをかすかに聴取する．心拡大なし．心音正常．心雑音なし．
- 【腹　部】平坦軟，腸蠕動音減弱，圧痛なし．肝脾腫なし．
- 【脊　椎】脊椎肋骨椎体角部に叩打痛なし．脊椎に圧痛・叩打痛なし．
- 【直腸診】圧痛・腫瘤なし．便潜血陰性．
- 【四　肢】浮腫なし．末端に出血斑なし．
- 【関　節】発赤・熱感・腫脹なし．

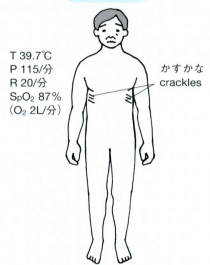

 診断推論4

　結局，身体所見から発熱に関して鑑別診断を絞り込むことはできなかった．結核の既往があり，胸部聴診にて両側肺底部にcoarse cracklesを認めたことから胸部X線を✓したい．膿瘍や腫瘍性病変を考えて胸腹部造影CTを✓したい．悪性リンパ腫の可能性も依然残るため，血清LDH値や骨髄像，縦隔・後腹膜リンパ節も胸腹部CTにて✓したい．自己免疫疾患や血管炎の可能性も考え，自己抗体，ANCA，補体を✓したい．

　一方，前回入院からの呼吸困難について身体所見よりうっ血性心不全の可能性は下がったが，心電図，心臓超音波は✓しておき，胸部造影CTにて肺塞栓を除外したい．

症例提示5　初期検査結果

- 【胸腹部造影CT】少量の両側胸水貯留を認める．肺野正常．リンパ節腫大や腫瘤・膿瘍形成なし．肝脾腫なし．近位肺動脈に血栓なし．
- 【心電図】洞性頻脈のみ．
- 【心臓超音波検査】疣贅を疑う所見なし．心不全の所見なし．
- 【血　液】ESR 140 mm/時，WBC 5,700/μL（異型リンパ球様細胞が認められた），Hb 9.6 g/dL，MCV 97.9 fL，Plt 102,000/μL，BUN 25.3 g/dL，Cre 1.3 mg/dL，AST 58 IU/L，

ALT 14 IU/L, ALP 546 IU/L, γGTP 68 IU/L, LDH 1,498 IU/L（正常値：120～260 IU/L），MPO-ANCA（－），PR3-ANCA（－），抗核抗体 80 倍（均質型，斑紋型），補体正常．
【培　養】血液培養 2 セット陰性．
【骨髄像】有核細胞数 155,500/μL．M/E 比 2.9．正形成な骨髄で，造血細胞の形態異常や異常細胞はない．

診断推論 5

軽度の肝障害も認め，CMV や EBV の慢性活動性感染の可能性も新たに考えられ，血清学的検査を行いたい．画像検査や骨髄像からは悪性リンパ腫を示唆する所見に乏しかったが，LDH 高値にて悪性リンパ腫の可能性はなお残る．末梢血に異型リンパ球様細胞が検出されたため，悪性リンパ腫のなかでも血管内リンパ腫の可能性を考え，ランダム皮膚生検もしたい．

症例提示 6　精査結果と最終診断

EBV，CMV 抗体価とも既往パターン．
ランダム皮膚生検の病理組織診断：免疫染色で CD20，CD79a 陽性，CD3，CD4，Cytokeratin 陰性の異型リンパ球が小血管内に充満していた．

最終診断：血管内リンパ腫（IVL）：びまん性大細胞性 B 細胞リンパ腫の一種．

本症例のその後の経過

入院後より不明熱の鑑別として，各種培養，血清学的検査および画像検査を追加し精査を進めたが，悪寒戦慄を伴う 39 度を超える発熱が遷延し，呼吸不全も進行した．第 9 日から血圧も低下し始め，第 10 日頃から意識障害もきたした．第 5 日の末梢血スメアにリンパ球様異型細胞を認め，血管内リンパ腫（IVL）を疑って第 9 日目にランダム皮膚生検を行った．第 12 日深夜から大量補液に反応せずカテコラミンを要する循環不全を呈した．第 13 日未明からは昏睡に陥った．

第 13 日夕にランダム皮膚生検の病理結果が判明した．免疫染色で CD20，CD79a 陽性，CD3，CD4，Cytokeratin 陰性の異型リンパ球が小血管内に充満しており，B 細胞系 IVL と診断した（**図 6**）．同時に，末梢血中の異型細胞が同じものであったことを末梢血クロットの免疫染色で確認した．

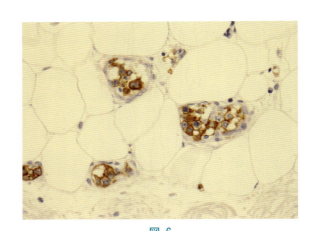

図 6
（栗山明，他：What's your diagnosis？：LDH も PE みたい．JIM 20(3)：158，2010 より引用）

IVL の診断のもと，第 13 日からリツキシマブを投与したところ，翌日から呼吸循環動態と意識の劇的な改善を認めた．第 22 日から R-CHOP 療法（リツキシマブ，ビンクリスチン，アドリアマイシン，シクロホスファミド，プレ

ドニゾロン）を開始し，全経過を通じてLDHは図7のように変動した．その後，血液内科に転科のうえで化学療法を計8コース完遂し，寛解に至った．

なお，呼吸不全はIVLによる肺の意識障害は脳の広範囲にわたる微小循環不全であったと考えられる．

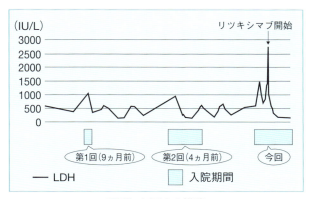

図7 LDHの推移

（栗山明，他：What's your diagnosis？：LDHもPEみたい．JIM 20(3)：159，2010より引用）

> **Clinical Pearls**
> 1. 血管内リンパ腫（IVL）はPel-Epstein熱のような間歇的発熱をきたすことがある．
> 2. その際，LDH値が発熱と同期して変動することがある．
> 3. IVLでは末梢血に異型細胞が出現して，スメア上の集族した異型単核球が診断の糸口になることがあるため，末梢血やbuffy coatのスメアは，慎重に観察する価値がある．
> 4. 皮疹はなくとも，ランダム皮膚生検がIVLの診断に役立つ．

Case 11 反復する意識障害

植西　憲達

症例提示 1　患者プロフィールと主訴

糖尿病があり，2年前に膵癌と大腸癌の手術を受け最近肝門部リンパ節に腫瘍の再発がみられている75歳の女性が，DKA（糖尿病性ケトアシドーシス）による意識障害で入院し治療によりいったん回復していたが，入院3日目に再び意識障害をきたした．

診断推論 1

DKAにて入院中の患者の急性の意識障害であり，まずは低血糖を思い浮かべる（→食事摂取量やインスリン使用量，入院中の血糖の動向，意識障害のタイミング〔食前か食後〕を確認し，発汗，焦燥感，動悸，手の震えなど低血糖でみられる交感神経興奮症状を✓）．DKA治療中であり，まずはないであろうが，DKAの再発の可能性も考える（→Kussmaul呼吸の有無や尿中ケトンのデータを✓）．DKAは通常背景に感染症，外傷，脳血管疾患，心疾患などが誘因もしくは合併症として隠れていることが多く入院中に見逃されていないか確認が必要である．

意識障害であり脳血管疾患，特に脳梗塞が気になる（→神経学的巣症候の有無を✓）．感染症（中枢神経系，肺炎，尿路感染症，腹腔内感染症，偽膜性腸炎，点滴ライン関連血流感染）も意識障害として発症しうるので重要である（→発熱，悪寒・戦慄，盗汗などの全身症状，頭痛，羞明，神経巣症状，咳嗽，喀痰，呼吸困難，腹痛，嘔吐，下痢，背部痛，排尿時痛，残尿感，尿の混濁，点滴ラインの有無と点滴針刺入部の状態，膀胱留置カテーテルの有無を✓）．肝門部腫瘤があり，特に閉塞性化膿性胆管炎（右上腹部痛，黄疸，褐色尿，白色便を✓）は見逃したくない．

2年前に膵癌，大腸癌の手術を受けている．術式の確認が必要であるが，blind loopがある場合，細菌叢増殖のためビタミンB_1不足によるウェルニッケ脳症も考慮する（→入院後の食事摂取量，ビタミンの補充の有無，眼振，小脳失調症状の✓）．

再発性悪性腫瘍があり，頭蓋内転移による症状も重要である．意識に関与する部位への直接圧迫，出血，脳圧亢進，症候性けいれんなどの形をとり意識障害をきたしうるからである（→頭痛，嘔気・嘔吐，けいれん，複視，外転神経麻痺の有無，瞳孔不同を中心に神経学的症候を✓）

悪性腫瘍に伴う電解質異常も重要である．特にSIADHに伴う低Na血症（→頭痛，倦怠感，眠気，水分出納，体重変化を✓），高Ca血症（→口渇，多尿，腹痛，嘔気，便秘を✓）が重要である．意識障害を起こしうる薬剤の確認も重要である（→使用薬剤の✓）．（p.7 表1参照）

症例提示 2　現病歴・既往歴・使用薬物・社会歴・家族歴

　2年前に膵癌と大腸癌の手術（術式不明）を受け，糖尿病でインスリンを使用していた．最近，肝門部に腫瘍再発を指摘されていた．入院数日前から食欲の低下を訴えていたが，入院前日に別住まいの息子が電話したところ，息子を認識できないなど受け答えがおかしかった．入院当日意識がないところを発見され，救急搬送された．

　受診時，GCS $E_2V_1M_1$，頻脈と Kussmaul 呼吸，血糖 506 mg/dL，乳酸上昇を伴わないアニオンギャップ開大性代謝性アシドーシス，尿ケトン 3+ を認め DKA と診断された．受診時にビタミン B_1 が投与されたが直後の意識障害の改善は認められていない．受診時の頭部 CT は陳旧性の小さな梗塞以外の異常なし．白血球数 13,700/L と上昇を認めていたが，発熱なく，CRP陰性，胸部 Xp で肺炎像なし，膿尿なし，T-bil 1.6 mg/dL，ALP 420 IU/L，γGTP 86 IU/L と肝胆道系のマーカーは軽度上昇していたが，画像上胆管拡張は認められていなかった．髄液検査も行われたが異常を認めていない．来院時に採取した血液培養も陰性であった．電解質も Na，Ca，Mg を含めて正常であった．

　入院後補液，インスリン投与，ビタミン B_1 の投与にて意識レベルは順調に回復しており，入院翌日には意識レベルは見当識障害は残るものの GCS $E_4V_4M_6$ と著明に改善，食事も全量摂取できるようになった．ところが，血糖は 100〜200 mg/dL と安定しているものの入院3日目より興奮がみられ，夜間不眠，点滴ラインを抜いたり，ベッドに立ち上がったりするようになった．4日目には再び食事が摂れなくなり1日中ぼーっとするようになった．絶食して点滴を行ったところ，5日目には意識レベルが改善し食事が再び摂れるようになった．しかし，6日目にはふたたび GCS $E_2V_1M_4$ と意識障害を認めた．経過中に発熱や腹痛，黄疸，褐色尿，白色便は認めず胆道系マーカーも電解質も入院時より大きく変化はなかった．けいれんは一度も目撃されていない．

【既往歴】2年前に膵癌，大腸癌の手術（術式不明）．半年前より肝門部腫瘍が再発したが，本人の希望で経過観察のみで特に治療は行っていない．術後より糖尿病あり．
【家族歴】悪性腫瘍，糖尿病，神経疾患など含め特記すべきものなし．
【使用薬剤】インスリン（ヒューマログ®ミックス 50 注 6-6-4 U）．ほか漢方，健康食品も含めて内服なし．
【アレルギー歴】食物・薬剤ともになし．
【嗜好品】喫煙なし．飲酒なし．

診断推論 2

　高血糖や低血糖がないにもかかわらず意識障害がみられている．膵癌術後であり，胆道系酵素の上昇がみられ，胆道系感染症の可能性はある．また入院後に発症する感染症，特に偽膜性腸炎，カテーテル関連血流感染，尿道カテーテル関連尿路感染症についても確認が必要である（→発熱，下痢，カテーテル刺入部の発赤，背部痛，尿道カテーテルの有無，膿尿の✓）．ビタミン B_1 は投与されておりウェルニッケ脳症は否定的である．

　この患者では改善と悪化を繰り返す意識障害が特徴的である．動揺する意識障害では代謝性疾患，薬剤，高 CO_2 血症や低酸素（→入院中の呼吸数・深さ，酸素飽和度，手足の温かさを✓），電解質異常，肝性脳症や他の原因による高 NH_3 血症，せん妄を鑑別に考える．代謝性疾患としては甲状腺中毒症（→体重減少，熱不耐，発汗，動悸，便の回数の増加，手の震えを✓），

甲状腺機能低下症（→体重増加，寒冷不耐，嗄声，便秘を✓），副腎不全（→倦怠感，体重減少，皮膚色素沈着，低血圧を✓）が重要である．食事を開始すると意識レベルが悪くなり絶食点滴となると改善するような病歴がある．肝性脳症でみられうるため，慢性肝疾患を疑わせる病歴の確認は必要である（→腹部膨満，褐色尿，黄疸，腹囲の増加の有無，輸血歴，刺青，肝疾患の家族歴を✓）．腹部の手術歴および肝門部に腫瘍があり，慢性肝疾患がなくても門脈体循環短絡による高NH_3血症の可能性も考えられる．また，入院中の意識に影響を与えうる使用薬剤の確認も✓が必要である．

症例提示3　追加の質問に対する返答

　入院後，発熱，腹痛，背部痛，下痢はなく，カテーテル刺入部の発赤はなかった．膀胱留置カテーテルは使用していたが，見た目でわかる尿の混濁もなかった．入院中に定期的に酸素飽和度を測定されているが正常であった．呼吸の深さや回数に異常もなかった．これまで倦怠感はあり，体重は半年で6kg減少している．熱不耐や発汗，動悸，便の回数の増加，寒冷不耐，嗄声，便秘はなかった．皮膚の色素沈着や脱失はなかった．入院中の血圧は120/80 mmHg前後で正常であった．腹部膨満や褐色尿，黄疸，腹囲の増加はない．2年前の手術で輸血歴はあるが，刺青や肝疾患の家族歴はない．意識に影響を与えるような薬剤の使用はない．

> ※Semantic qualifier を意識した病歴の要約
> 　糖尿病と大腸癌と膵癌術後で肝門部リンパ節再発がある高齢女性がDKAによる意識障害で入院し，補液・インスリン投与によりいったん意識障害が改善したが，その後も意識障害を繰り返している．体重減少や倦怠感はあるが，血糖・電解質異常や感染症候はなく意識へ影響を与える薬物の投与もない．

診断推論3

　中枢神経の評価のために神経学的巣症候の確認を行う．意識レベルがGCS 7点と非常に悪いようなので睫毛反射，角膜反射，瞳孔の左右差，上下肢の疼痛からの逃避，筋トーヌス，上下肢の深部腱反射に左右差がないかに注意を払う．
　本当に感染や炎症のフォーカスがないか確認したいので，頭部から足先まで診察をするが，特に腹部の圧痛，背部の圧痛，会陰部，カテーテル周囲，褥瘡，膀胱留置カテーテル内の尿に注意を払う．
　甲状腺機能低下を思わせる嗄声や腱反射弛緩相の遅延も確認したい．
　肝性脳症はありうるので，慢性肝疾患を思わせるクモ状血管腫や手掌紅斑，黄疸，肝脾腫，腹壁静脈拡張，痔核，便潜血も✓したい．羽ばたき振戦があれば疑いは強くなる．

症例提示4　身体所見

【全　般】苦痛表情なし，発汗なし，155 cm，45 kg．
【意識レベル】GCS $E_2V_1M_4$．
【バイタル】T 36.2℃，BP 118/80 mmHg，P 80/分 整，R 18/分で深さも正常，SpO_2 98％（室内気）．

【頭頸部】結膜に蒼白・黄染なし，顔面浮腫なし，血管拡張なし，チアノーゼなし，咽頭正常，嗄声なし，甲状腺腫大なし，頸静脈怒張なし，頸部硬直なし．
【リンパ節】腫脹なし．
【心　臓】打診にて心拡大なし，過剰音なし，雑音なし．
【胸　部】クモ状血管腫なし，肺音清で左右差なし．
【腹　部】平坦，腸雑音正常，血管雑音なし，腹壁静脈拡張なし，腹部圧迫や肝叩打・背部叩打で苦痛表情なし，肝縁触知せず，脾濁音界拡大なし．
【陰部・直腸】粘膜潰瘍なし，茶色便潜血陰性，膀胱留置カテーテルの尿混濁なし．
【四肢・筋骨格】バチ指やチアノーゼなし，手掌紅斑なし．
【皮　膚】湿潤や乾燥なし，色素沈着なし，皮疹なし，白色爪なし，褥瘡なし，点滴注射刺入部発赤なし．
【神　経】瞳孔左右同大，対光反射あり，睫毛反射/角膜反射正常，深部腱反射左右差なく弛緩相を含め正常，上下肢左右とも疼痛から逃避する，筋トーヌスは左右差なくやや低下，膝を立てて保持させると時々瞬間的に力が抜ける．

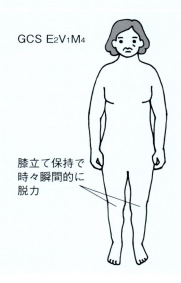

診断推論 4

　感染症による意識障害としては，SIRSの徴候もなく，明らかな感染巣の症候なく可能性は下がるが，いったん意識障害改善後に再び意識障害を起こしているので，白血球と分画，肝胆道系酵素，CRPのほか，胸部レントゲン，尿検査の再検は行い，血液培養を念のために再び採取する．肝胆道系酵素が高いようであれば腹部エコーを再検する．
　非対称性の神経学的巣症候を伴わない意識レベル低下があり，羽ばたき振戦を思わせる下肢の間歇的および瞬間的な筋収縮持続の中断がみられる．羽ばたき振戦の重要な鑑別として肝性脳症やその他の原因による高NH_3血症，尿毒症，高CO_2血症がある．したがって，肝胆道系酵素以外に凝固系，総蛋白とAlb，HBs-Ag，HCV-Ab，NH_3の測定，腹部エコー，BUN/Cre，動脈血液ガスを測定したい．
　甲状腺疾患除外目的にTSHの測定を行う．電解質異常の確認のためにCaを含む電解質も測定する．

症例提示 5　初期検査結果

【検　尿】蛋白（−），潜血（−），WBC（−），ケトン（−），ウロビリ 1.0，ビリルビン（＋）．

【血液検査】WBC 10,000/μL（Neu 67%, Lym 26%, Mon 7%）, Hb 10 g/dL, MCV 89 fL, Plt 23.2万 K/μL, CRP 0.3 mg/dL, Na 140 mEq/L, K 4.0 mEq/L, Cl 98 mEq/L, Ca 8.4 mg/dL, BUN 10 mg/dL, Cre 0.5 mg/dL, Glu 170 mg/dL, T-bil 1.6 mg/dL, AST 24 IU/L, ALT 28 IU/L, ALP 497 IU/L, γGTP 90 IU/L, TP 5.8 g/dL, Alb 3.5 g/dL, PT-INR 1.01, APTT 24秒, TSH 2.1 IU/mL, HBs-Ag（－）, HBc抗体（－）, NH$_3$ 221 μg/dL（正常 30〜80 μg/dL）.

【動脈血液ガス（室内気）】pH 7.397, pO$_2$ 90 mmHg, pCO$_2$ 42 mmHg, HCO$_3$ 26 mmol/L.

【胸部X線】肺炎像なし.

【心電図】異常なし.

【血液培養】陰性.

【腹部超音波】肝辺縁平滑で, 内部エコーも均一. 胆管拡張なし. 胆嚢摘出後, 脾腫軽度あり. 肝門部に腫瘤を認め門脈の途絶を認める.

診断推論5

羽ばたき振戦を伴う繰り返す意識障害を認め, 高NH$_3$血症を認めている. Alb低値はあるものの担癌状態であり, 凝固系の異常はなく, 腹部エコーでは軽度の脾腫はあるものの肝硬変所見は認めない. 慢性肝疾患を伴わない高NH$_3$血症があるときは, バルプロ酸のような薬剤性, けいれん直後, 回腸導管のような尿路変更, まれなものとして門脈体循環短絡, 多発性骨髄腫, ウレアーゼ産生菌による尿路感染症, 成人発症シトルリン血症を考えるが, この症例の場合肝門部腫瘤による門脈の途絶があり, 側副血行路による門脈血流と体循環の短絡による高NH$_3$血症の可能性を考える必要がある. 腹部造影CTで確認したい.

症例提示6　精査結果と最終診断

腹部造影CT：肝門部のリンパ節が不整に腫大しており門脈を閉塞している. 門脈内に血栓もしくは腫瘍塞栓を認め, 一部上腸間膜静脈にも進展している. 腸間膜静脈の一部に拡張がみられ左の卵巣静脈を介して左腎静脈への短絡が疑われる.

担癌状態であることから積極的治療は選択せず, 肝不全用アミノ酸製剤注射液の点滴およびラクツロースの投与により意識は改善した.

最終診断：門脈血栓もしくは腫瘍塞栓に伴う門脈体循環短絡による高NH$_3$血症.

Clinical Pearls
1. 動揺する意識障害をみたときにはせん妄以外に代謝性疾患, 薬剤, 高CO$_2$血症や低酸素血症, 電解質異常, 高NH$_3$血症を考える.
2. 経口摂取開始後に増悪する傾向があれば高NH$_3$血症の可能性が上がる.
3. 羽ばたき振戦は立て膝の力が時々抜けることでも疑える.
4. 肝硬変を伴わない高NH$_3$血症をみたときは門脈体循環短絡も考える.

Case 12　9日前からの片腕の不随意運動

　　　　　　　　　　　　　　　　　　　　　■ 酒見　英太

症例提示1　患者プロフィールと主訴

生来健康な36歳男性が9日前から右上肢が勝手に動いてしまうと訴えて来院した．

診断推論1

　勝手に動いてしまうとは，振戦にしろ舞踏様運動にしろ錐体外路の障害を示唆する．大脳皮質運動野の障害による部分てんかん発作でも同様のことは起こりうるが，9日間持続しているとすればまれであろう．また，他人の手徴候も似ているところがあるが，皮質基底核変性症の始まりとしてはやや若すぎると思われる．

　単肢あるいは片側の不随意運動（hemichorea）は特異な症候であり，鑑別診断は絞りやすい．比較的若くして急性に発症している．対側の基底核をはじめとする錐体外路を侵しうる病態として以下を考えたい．①Vascular：脳血管障害（→脱力等，他の神経症状を✓），②Infectious：脳膿瘍，結核・梅毒，HIV（→頭痛や発熱の有無や感染のリスクを✓），③Neoplastic：脳腫瘍（→頭痛や脱力等，他の神経症状を✓），④Toxic/Metabolic：高血糖（→糖尿病DMの症状を✓），⑤Autoimmune：全身性エリテマトーデスSLE（→主要症候の有無を✓），傍腫瘍症候群 paraneoplastic syndrome（以下PnS）（→胸部レントゲン写真異常を指摘されていないか，睾丸が腫れていないか✓），⑥Trauma：頭部外傷（→既往を✓），⑦Iatrogenic：薬剤性（→使用歴を✓），⑧Congenital：ハンチントン病（→家族歴を✓），Wilson病（→肝障害の病歴を✓）．

症例提示2　現病歴・既往歴・使用薬物・社会歴・家族歴

【現病歴】入院18日前に多尿を自覚し，入院9日前に倦怠感とともに利き腕である右上肢の不随意運動が始まってペットボトルの蓋が開けにくくなった．不随意運動は悪化し皿洗いもできなくなったため，入院3日前に近医を受診し頭部単純MRIを撮られたが異常所見は指摘されず，精査目的で当院を紹介受診し入院となった．頭痛・嘔吐，顔面・体幹・左上肢・両下肢の脱力・痺れ，悪寒・発熱・寝汗，咳・胸痛，腹部膨満・浮腫，皮疹・関節痛なし．周囲から痩せたと言われるが体重は量っていない．

【既往歴】31歳で腰椎捻挫あり，頭部外傷なし，食物・薬物にアレルギーなし．

【使用薬物】処方薬も市販薬もなし．

【社会歴】定職についておらず内縁の妻と同居．過去に健診を受けたことはない．

【タバコ】14歳から40〜60本/日，アルコール：酒2合/日．

【家族歴】母に高血圧症あり．糖尿病の家族歴には思い当たらない．神経難病・不随意運動を持つものはいない．

診断推論 2

hemichorea 以外の神経脱落症状はきたしていないようである．また，近医で撮られた頭部 MRI は取り寄せて所見を確認する必要があるが，異常所見なしとすれば頭蓋内占拠性病変（膿瘍・結核腫や腫瘍）や脳梗塞・脳出血は考えにくい．なお，梅毒・HIV や SLE・PnS は MRI では捉えにくいことが多い．HIV 感染や梅毒に影響する性交歴は，正確に聴取するのは困難な場合もあるため，同意を得たうえで検査で確認する必要がある．SLE については，男性であり発熱や皮膚・関節症状もないことから可能性は低いであろう．

一方，多尿と体重減少をうかがわせる病歴およびペットボトル飲用歴からは DM と高血糖による舞踏病の可能性が俄然高まった．ただし若年発症の場合はミトコンドリア脳筋症も考慮する必要がある．ミトコンドリア異常は母系遺伝するため，母親に低身長，難聴，けいれんなどの病歴がないと考えにくい．

外傷歴，薬剤使用歴は否定するのでそれらによる障害は考えにくく，神経疾患の家族歴もないことからハンチントン病は考えにくい．肝硬変を示唆する症状はないが Wilson 病については身体所見ほかで確認する必要はあろう．

症例提示 3　追加の質問に対する返答

同性との性行為は敢然と否定した．睾丸の腫れは自覚していない．家族に結核はいない．母親に低身長，難聴，けいれんはない．

> ※Semantic qualifier を意識した病歴の要約
> 生来健康な壮年男性が，多尿を自覚し始めた 10 日後から比較的急性に発症した右上肢のみの不随意運動で入院．多尿と体重減少以外の全身あるいは局所症状に乏しく，近医での頭部 MRI も陰性と言われている．

診断推論 3

バイタルでは特に意識状態（レベルと精神状態）に注意を払いたい．多尿を自覚した後から急性に発症した不随意運動の原因として糖尿病性舞踏病が強く疑われるが，身体所見上は脱水所見，眼底所見や，不随意運動以外の神経学的所見（腱反射や感覚障害）を✓したい．Wilson 病なら慢性肝炎～肝硬変を示唆する皮膚や腹部所見に加えて，神経症状が出る時期にはほぼ全例に見られるはずである Kayser-Fleischer 輪（K-F 輪）を✓したい．SLE で認められる皮膚・関節の病変や漿膜炎の徴候も見ておきたい．HIV や神経梅毒などの中枢神経感染症を考える際も神経学的所見は重要であるが，他にリンパ節腫脹，皮疹・粘膜疹の有無を確認しておきたいし，後者では Argyll-Robertson 瞳孔も✓しておきたい．

症例提示 4　身体所見

【概　観】意識清明で認知・情動も正常範囲だがややだるそうにしている．身長 179 cm，体重 85 kg，BMI 26.5．
【バイタル】T 36.7℃，BP 136/91 mmHg，P 120/分　整，R 21/分，SpO_2 99%（室内気）．
【頭　部】頭部振盪痛なし，眼球黄染なし，肉眼で角膜に K-F 輪認めず，瞳孔は 3 mm で左右同大円形かつ対光反射正常，顔面に紅斑や毛細血管拡張なし，口腔は乾燥気味で齲歯は多い，口腔咽頭粘膜病変なし，アセトン臭なし．

【頸　部】項部は柔らかい，リンパ節腫脹なし，頸静脈虚脱なし，甲状腺正常.
【胸　部】クモ状血管腫なし，刺青あり，心拡大なし，聴診上心臓・肺に異常なし.
【腹　部】平坦・軟，腸蠕動音正常，圧痛・腫瘤なし，肝に腫大・叩打痛なし，脾濁音界拡大なし.
【陰　部】陰部・肛門に病変なし.
【四　肢】右上肢に比較的速い不規則な不随意運動を認める，関節に異常所見なし，腋窩・滑車上リンパ節腫脹なし，注射痕なし，皮疹や手掌紅斑なし.
【神　経】脳神経 II-XII 正常，右上肢以外で感覚・筋力・トーヌス・協調運動に異常なし，右上肢は力を入れようとすると不随意運動が増強し筋力や反射の評価は困難も感覚には明らかな異常はない，両側アキレス腱反射が低下しているが他の深部腱反射は正常範囲内.

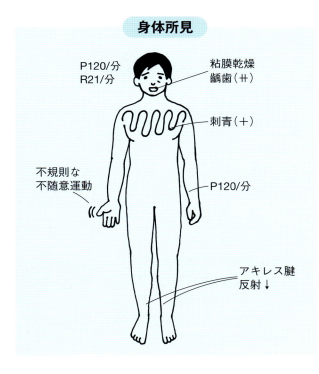

診断推論 4

　頻脈と多呼吸は異常であり，アシドーシスを除外したいので，尿定性検査に加えて，血液ガス分析と血中ケトン・乳酸を✓したい．体格は良く難聴もないので，やはりミトコンドリア脳筋症は考えにくい．K-F 輪や慢性肝疾患を示唆する徴候はなく，Wilson 病の可能性は低下したが，肝機能とともに一度は血清 Cu とセルロプラスミン（Cp）を✓しておきたい．Argyll-Robertson 瞳孔はないが，若いのにアキレス腱反射の低下があるため，一度は梅毒の検査も出しておきたい．しかし，腱反射の低下は糖尿病でも説明できる．血糖と HbA1c はぜひ✓したい．糖尿病性舞踏病を強く疑うので，ぜひ脳 MRI は自院でも再検しておきたい．

　なお，若年からの重喫煙歴に加え，刺青も判明し，頻脈を呈しているため，尿中薬物反応も✓しておくのが賢明と思われる．さらに肺癌や胸腺腫による PnS を除外するために一度は胸部 X 線写真（怪しい影があればさらに胸部 CT）を撮っておきたい．

症例提示 5　初期検査結果

【頭部 MRI 再検（単純・造影）】脳に異常を認めず，右副鼻腔に液貯留あり．
【胸部 X 線】肺野・縦隔に腫瘤影なし．
【血液検査】Glu 731 mg/dL, HbA1c 12.7％, Na 126 mEq/L, K 4.3 mEq/L, Cl 89 mEq/L, Ca

8.7 mEq/L, TP 5.9 g/dL, Alb 3.3 g/dL, 腎機能・肝機能とも正常範囲内, WBC 14,200/μL (Neu 84%), Hb 13.2 g/dL, Plt 37万/μL, CRP 2.3 mg/dL, ANA (−), STS (−), TPHA (−), Cp 33 mg/dL.

【尿検査】pH 5.0, 糖 (3+), ケトン (2+), 蛋白 (−), WBC (−), RBC (−) 乱用薬物スクリーニング検査キットで薬物は検出されず.

【ABG】pH 7.41, $PaCO_2$ 24.7 mmHg, PaO_2 95.9 mmHg, HCO_3 15.4 mmol/L, lactate 12 mg/dL.

診断推論 5

著明な高血糖と HbA1c 高値から糖尿病の存在が明らかになり, 他の鑑別診断の可能性は低下したため, 高血糖に伴う不随意運動であることがほぼ確実となった. 頭部 MRI では糖尿病性舞踏病に特徴的な T_1 強調画像での線条体の高信号所見は見られなかったが, 所見のないことも存在するとの報告がある[1]ので矛盾はしない. 診断を確実にするには, 血糖コントロールに伴って不随意運動が改善することを確認する必要がある.

症例提示 6　精査結果と最終診断

インスリン 1.40 μU/mL, C-ペプチド 1.16 ng/mL, 抗 GAD 抗体 (−).
尿中微量アルブミン 13 mg/g-Cr, 網膜病変なし.
血糖コントロールにより舞踏症状は改善を認めた.

最終診断：糖尿病性舞踏病.

本症例のその後の経過

高血糖に対しインスリン治療を開始したところ, 血糖の低下に伴って入院 2 日目には右上肢の不随意運動の振幅は縮小し, 入院 4 日目には完全に消失した. 退院直前の各食前血糖はインスリン 9 単位/日下で 150 mg/dL 前後のコントロールとなった.

Clinical Pearls

1. 急性発症の舞踏運動やバリズムの原因として高血糖があり, 血糖コントロールに伴い不随意運動は消失する.
2. 糖尿病性舞踏病は頭部 MRI T_1 強調画像で基底核の高信号を認めることが多いが, 特徴的な画像所見を呈さない場合もある.

文献

1) Branca D, Gervasio O, Le Piane E, et al.: Chorea induced by non-ketotic hyperglycaemia: a case report. Neurol Sci **26**(4): 275-277, 2005

Case 13 咽頭痛，頸部リンパ節腫脹

■ 酒見　英太

症例提示 1　患者プロフィールと主訴

著患を知らない独身の 35 歳男性が，1 週間前からの発熱と咽頭痛，4 日前からの有痛性両側頸部結節を訴えて来院した．

診断推論 1

発熱を伴う咽頭痛はまず急性ウイルス性咽頭炎であることが多いため，鼻症状や咳を伴うかどうかを確かめたい．もし伴わなければ，年齢は高めだが A 群溶連菌感染症は否定したいので，子供との接触の機会が多いか尋ねたい．また，ややまれだが重症なものとして急性喉頭蓋炎や扁桃周囲あるいは咽後膿瘍への進展も考えて，嚥下困難や呼吸困難も確認しておきたい．発熱期間が長めとなると，伝染性単核球症やその類似疾患として，EBV，CMV，HIV 感染症を考え，曝露に関する病歴をとりたい．

急性の「のどの痛み」を聞いたとき，解剖学的に扁桃（口蓋・咽頭・舌扁桃），咽頭（上・中・下咽頭），喉頭の如く上気道粘膜表面の病変とともに，その周囲で深部の軟部組織（扁桃周囲，喉頭蓋，後咽頭腔）への炎症の波及も思い起こす必要がある．また，さらにその周囲の組織，すなわち，甲状腺（亜急性甲状腺炎），頸動脈（高安病）や頸静脈（Lemierre 症候群）の炎症も，患者は「のどの痛み」と表現することが多いことは忘れないようにする．

症例提示 2　現病歴・既往歴・使用薬物・社会歴・家族歴

著患を知らない独身の営業担当会社員．受診 7 日前に 37 度台後半の発熱，咽頭痛，日に 3～4 回の泥状便と，体幹を中心に痒みを伴わない淡い発疹をきたし，市販の解熱剤内服にて翌日は発熱せず．軟便は約 3 日で軽快したが，受診 4 日前には，両頸部に有痛性の「グリグリ」に気づくとともに，嚥下痛を伴って咽頭痛が悪化したため近医を受診．悪寒戦慄，頭痛，鼻症状・咳・呼吸困難，食欲不振・体重減少，悪心・嘔吐・腹痛，関節痛はなかった．「扁桃腺炎」に対しセフカペン・ピボキシルとセラペプチダーゼを処方され飲み続けたが，咽頭痛，頸部有痛性結節，倦怠感が改善しないため当院を初診．

病人・子供・動物・虫との接触，野外活動・海外旅行なし．タバコはのまず，アルコールは週末のみビールを 500 mL まで．食物，薬剤に対しアレルギーなし．

診断推論 2

発熱を伴う咽頭痛が鼻症状や咳を伴わず「扁桃腺炎」と診断されていることから，A 群溶連菌感染症や伝染性単核球症（＋類似疾患）の可能性は上がる．一過性の下痢や皮膚発疹の出現は，毒素産生型の細菌でもウイルスでも説明できるが，抗生物質への反応が悪いことからはより後者が疑われる．咳や呼吸困難を伴わないことから喉頭や気管・気管支の疾患の可能性は低い．有痛性両側頸部の「グリグリ」はおそらくリンパ節であろうから身体所見で確認する．いまだ急性であり，痛みが前面に出ているため，この段階ではリンパ腫はまだ考えない．

なお，性交渉歴は重要な曝露歴であるため，なるべく詳細に聞き出す必要がある．

症例提示 3　追加の質問に対する返答

過去に計 7〜8 人との性交渉があったがすべて一般女性で，ここ 1 年近くは 1 人の女性と付き合っているという．

> ※Semantic qualifier を意識した病歴の要約
>
> 生来健康な壮年男性が急性発症の発熱，咽頭痛，一過性の軟便，淡い皮疹に続く有痛性両側頸部リンパ節腫脹を訴えて受診．他の局所および全身症状はなく，過去の複数の女性との性交歴以外の感染症曝露はうかがえない．

 診断推論 3

姿勢や発声・呼吸の様子を含む概観とバイタルサインは何時でも緊急度・重症度を推定するのに大切である．局所の身体所見としては，まず口蓋扁桃に白苔が乗っていないか，口蓋垂が偏位していないか，両側頸部の有痛性結節が前頸部リンパ節か後頸部リンパ節か，他の部位のリンパ節腫脹や脾腫があるかどうかを確認したい．伝染性単核球症（＋類似疾患）では肝炎を伴うことも多いので，肝臓の腫大や叩打痛・圧痛の有無も確認したい．

患者の訴える皮疹の性状（たとえば麻疹様，小水疱・膿疱，斑状紅斑，出血斑など）と分布も詳しく診たい．

症例提示 4　身体所見

【概　観】栄養良好，重症感なし，鼻声・嗄声なし．
【バイタル】T 37.3℃，BP 135/83 mmHg，P 80/分 整，R 16/分．
【頭　部】結膜充血・蒼白・黄染なし，両側の口蓋扁桃は大きめだが軽度発赤のみで白苔付着なし，舌の左縁に 1 cm ほどの白色滲出物あるいは角化異常あり，潰瘍・出血斑なし．
【頸　部】両側後頸部に軽い圧痛を伴う 1〜1.5 cm のリンパ節腫脹を数個触れる，前頸部に圧痛なし，甲状腺正常．
【胸　部】呼吸音・心音とも清で副雑音なし，両腋窩に 1.5〜2 cm の圧痛のないリンパ節を 2 個ずつ触れる．
【腹　部】平坦・軟，腸蠕動音正常，腫瘤・圧痛なし，肝脾腫なし，肝叩打痛なし．
【背　部】圧痛・叩打痛なし．

【四　肢】関節腫脹なし，浮腫なし，滑車上リンパ節は触れず，鼠径部リンパ節は正常範囲．
【皮　膚】体幹・四肢に隆起のない小紅斑が散在する，水疱・膿疱・痂皮なし，出血斑なし．
【神経系】異常なし．

身体所見

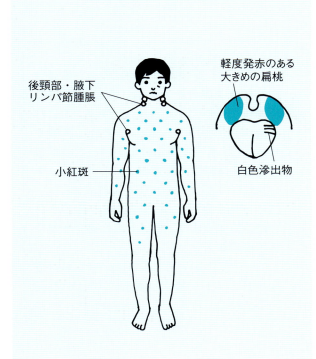

後頸部・腋下リンパ節腫脹
軽度発赤のある大きめの扁桃
小紅斑
白色滲出物

 診断推論 4

微熱，軽い扁桃炎，頸部および腋窩のリンパ節腫脹と散在する小紅斑が陽性所見である．舌の白色病変は口腔カンジダ症も考えられるが，形状によっては oral hairy leukoplakia（OHL）かもしれない．もしそうであればHIV感染による免疫不全状態が強く予想される．

肝叩打痛や肝脾腫はないとのこと（脾は濁音界での評価かどうかは不明）ゆえ，年齢も考慮するとEBVの初感染である可能性は多少低下した．陰部・肛門の観察はされておらず，尖形コンジローマなどの有無は不明である．検査ではCBC・白血球分画とスメア（なるべくCD4数も），肝機能，EBV・CMV抗体価，HIV検査（抗体価よりはRNA-PCR）をオーダーしたい．

残念ながら抗生物質が投与されてしまっているので，咽頭スワブの迅速抗原検査や培養は陰性でも溶連菌感染は否定できず，後に確認したければ，ASO価の変化をフォローせざるを得ない．

症例提示 5　初期検査結果

【Ｃ Ｂ Ｃ】WBC 3,600/μL（Neu 66%，Lym 20%，Mon 12%，Eos 1%，Bas 1%），Plt 13万/μL，Hb 15.9 g/dL．
【生化学】肝機能，腎機能，電解質，血糖とも正常範囲．
【ウイルス抗体検査】HBs-Ag（－），HCV-Ab（－），EBV-VCA-IgG（±），EBV-VCA-IgM（－），EBNA（±），CMV-IgM（－），Parvo B19-IgM（－），HIV-Ab（±）．

 診断推論 5

軽度の白血球減少（リンパ球減少），血小板減少があり急性ウイルス感染に合致する．肝機能正常で，抗体価からもEBV・CMV初感染は否定的である．伝染性紅斑は曝露歴と関節症状の欠如からもとより考えにくく，口内の所見からも検査が必要であったかどうか怪しい．一方，HIVは抗体価が調べられているが，すでに弱陽性となっており，ほぼ確定診断に近づいたと考えられる．HIVのRNA検査で確認すべきである．

症例提示6　精査結果と最終診断

2週間後HIV-RNAをRT-PCRで測定したところ1.0×10^4copy/mLであった．同日に提出したWestern blotによる抗体検査ではHIV-1抗体陽性（HIV-2抗体判定保留）との結果であった．検査結果をふまえて病歴を取り直すと，咽頭痛発症の約2週間前に行きずりの人（性別は不明）とunprotectedの性交があったことが判明した．

最終診断：急性HIV感染症（急性レトロウイルス感染症）．

本症例の診断のポイント

Acute retroviral syndromeとしての咽頭炎，リンパ節炎を考えるなら，初診時の検査ではHIV抗体ではなくRNAを測定すべきであったが，幸い他のウイルスは否定的であるうえにHIV抗体価が上昇しかけていたようで，診断は逃さずにすんだ症例である．舌の病変はOHL（oral hairly leucoplakia）であった可能性もあるし，急性HIV感染症は伝染性単核球症類似疾患のなかでも皮疹は伴いやすく，検査前確率はかなり高かったといえる．また，肛門病変の有無や前立腺を含む泌尿生殖器の診察もきちんとしておいて欲しかった．

本症例のその後の経過

アセトアミノフェンの頓用処方のみで経過観察したところ，発熱と皮疹は初診の5日後にピークに達したのを境に徐々に改善し，2週間後には倦怠感ともども完全に消失した．4週間後のWBC数は5,200/μLでCD4数は550/μLであった．なお，同時にチェックしたSTSは陰性もTPHAは陽性であった．以後感染症科の専門外来でフォローされている．

Clinical Pearls

1. やや長引く咽頭炎やリンパ節炎で伝染性単核球症を考えたときは，常に急性HIV感染症を鑑別に加えるべきである．患者がEBV初感染の好発年齢より高めの男性であったり，散在する小紅斑を伴っていたりした場合は特にそうである．
2. 急性HIV感染症の有無を確認するには，ウィンドウ期間に落ちて偽陰性のおそれのある抗体値より，HIV-RNAをオーダーすべきである．
3. 性交歴については，患者は必ずしも正確な申告をしているとは限らないという前提でかかるべきである．

Case 14 急性の右の腹痛

■ 酒見　英太

症例提示1　患者プロフィールと主訴

2ヵ月前から発作性心房細動で当院に通院している60歳の男性が，急性発症の右側の腹痛で内科外来を受診した．

診断推論1

「心房細動」「急性」「腹痛」と聞かされると腸管虚血が恐いが，不整脈は通院治療中であるようだし，救急でなく通常外来を受診する右寄りの腹痛なら，まず虫垂炎とそのmimicsとされる数々の疾患群（ただし男性であるので婦人科疾患は考慮せずにすむ）の可能性があるので，それらを考慮しつつ病歴を取る．

虫垂炎のmimics（男性）は以下のとおり．
① Vascular：捻転・嵌頓→梗塞，骨盤静脈血栓症．
② Infectious：エルシニア，カンピロバクター，サルモネラ，病原性大腸菌，大腸憩室炎，Meckel憩室炎，アメーバ大腸炎，腸チフス・パラチフス，腸結核，腸腰筋膿瘍．
③ Neoplastic：悪性リンパ腫，腺腫→腸重積症．
④ Autoimmune：アレルギー性紫斑病，Behçet病，Crohn病，腸骨動脈周囲炎．
⑤ その他：腸重積症，尿路結石症．

症例提示2　現病歴・既往歴・使用薬物・社会歴・家族歴

【現病歴】来院2日前まではまったく元気だったが，来院前日の起床時から右側やや下寄りの腹部に自発痛がある．間歇痛でキリキリした痛みだが，徐々に増悪し来院当日にはNRS 8〜9/10の痛みになったという．同年夏に尿路結石の既往があるため，自ら尿路結石を疑って，まず午前中に泌尿器科を受診したが尿検査も受けて違うと言われ，セフカペン・ピボキシルとロキソプロフェンを処方された．1回内服したがよくならず，前年の春に憩室炎で入院歴があったため，今度は憩室炎かと思い直し，午後に総合診療科を受診した．

【既往歴】35歳 原田病，59歳 大腸憩室炎，60歳 尿路結石症，発作性心房細動（2ヵ月前に健診で指摘），食物・薬剤アレルギー歴なし．

【使用薬剤】カンデサルタンシレキセチル4 mg，ワルファリン3.75 mg．

【社会生活歴】職業：公務員，妻と2人暮らし，タバコ：30本×40年（2ヵ月前まで），アルコール：飲まず．

【家族歴】特記すべきものなし

診断推論2

いきなり右側腹部に間歇的にキリキリと痛むのはあまり虫垂炎らしくはないがまだ否定はできない．間歇痛が腸の蠕動を示すなら，腸管感染症を考え，来院前日から悪寒・発熱・寝汗はなかったか，食欲は低下したか，悪心・嘔吐・下痢・便秘・下血はきたしていないか，1週間以内に生もの（海産物，肉類，卵）を摂取していないか，2週間以内に海外から帰国していないかを確かめたい．もし腹痛が右季肋部寄りなら，間歇痛が持続痛に変わるところから胆石症など胆道系疾患も考えるので，尿色が濃くなっていなかったか尋ねたい．痛みが下腹部寄りであれば，虫垂炎のmimics（前述）のうち，血管炎・自己免疫疾患も考え，先行上気道炎症状，皮疹・関節痛，口腔や陰部潰瘍・痔がなかったかも尋ねてみたい．

尿検査で潜血陰性であっても，それだけでは尿路結石は否定できないので，背部痛・鼠径～陰嚢痛や血尿の自覚は確かめておきたいが，経験豊かな泌尿器科医が診察のうえで尿路結石を否定したのなら，可能性は随分と下がるであろう．

症例提示3

痛みは右季肋部ではなく，臍の右方とはっきりしている．悪寒・発熱・寝汗，食思不振，悪心・嘔吐，下痢・便秘・下血，先行上気道炎症状，皮疹・関節痛，口腔や陰部潰瘍，背部痛・鼠径～陰嚢痛，血尿・褐色尿のいずれもなく，最近の生もの摂取や海外旅行は否定した．

> ※Semantic qualifier を意識した病歴の要約
>
> 大腸憩室炎，尿路結石症，発作性心房細動の既往のある中年男性が，急性に発症し徐々に増悪する間歇的右側腹痛を訴えて来院．泌尿器科受診で尿路結石症は否定されており，発熱，食思不振，消化器症状，皮膚粘膜症状，関節痛は伴わない．

診断推論3

発熱は自覚していないようだが，体温が上昇していればいまだ下痢をきたしていない大腸炎（±小腸炎）や憩室炎の可能性が上がる．腹部の診察に加えて直腸診を行い，付着した便の性状と潜血反応を✓したい．

いつも問題になる虫垂炎にしては食欲がよく保たれており，「側腹部に間歇的」であるところが非典型的であるが，高めに位置したretrocecalでかつ糞石が不全嵌頓を繰り返していればそういうこともあるかも知れないので，ていねいな圧痛点の探索と腸腰筋徴候の✓をしたい．

見逃しやすいものとして腹壁由来の腹痛がある．痛みの性状から帯状疱疹の可能性は低いが，皮膚を背側まで視診し，表面をなぞってみてdysesthesiaがないか確認する作業は簡単であるのですませておく．腹筋由来の痛みかどうかはCarnett徴候で確認すればよい．側腹部痛は後腹膜由来や脊柱由来のこともあるので，CVAや脊柱の叩打痛，さらには脊柱の可動域運動で件の痛みが誘発されないかを✓したい．

症例提示4　身体所見

【概　観】苦悶様ではない，歩行して入室，170 cm，66 kg（BMI 22.8）．
【バイタル】T 36.6℃，BP 150/80 mmHg，P 80/分　整，R 12/分．
【頭頸部】結膜正常，口腔・咽頭粘膜正常，リンパ節腫大なし．

【胸　部】心肺ともに清で雑音なし．
【背　部】CVA 叩打痛なし，脊柱に圧痛・叩打痛・可動時痛なし．
【腹　部】fatty である，皮疹なく皮膚感覚正常，瘢痕・ヘルニアなし，腸蠕動音正常，腹壁は軟で Carnett 徴候陰性，右側腹部に限局して中等度〜強度の圧痛あり，反跳痛なし，Heel drop 試験陰性，肝叩打痛なし，Murphy 徴候陰性，McBurney 点の圧痛なし，腸腰筋徴候陰性．
【直腸診】Douglas 窩に圧痛なし，普通便を触れ便潜血陰性．

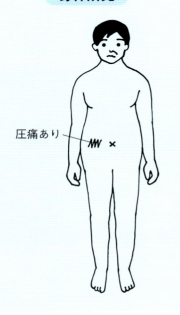

身体所見

圧痛あり

 診断推論 4

　発熱しておらず，局所的に強い圧痛を訴える割には全身状態が良さそうである．腹壁と腹膜の刺激徴候はないようなので，腹腔内容か後腹膜由来の痛みと考えられるが，後者にしては後ろからの叩打痛や圧痛なく，前者にしても腸管内の異常を積極的に指示する所見はない．ただ主訴も身体所見も右側腹部に異常のあることを示しており，既往もある憩室炎ははずせないので，腹部造影 CT を撮りたい．発熱していないからこそ，採血で白血球増多や CRP 上昇は確認する意義がありそうである．血液培養など病原体を捉える検査はそれらの結果を待ってからでもよいであろう．

症例提示 5　初期検査結果

【ＣＢＣ】WBC 10,100/μL（St 3, Seg 63, Lym 22, Mon 6, Eos 5, Bas 1％），Hb 14.8 g/dL，Plt 202,000/μL．
【凝　固】PT-INR 1.97．
【生化学】T-bil 0.4 mg/dL，AST 19 IU/L，ALT 20 IU/L，LDH 207 IU/L，ALP 163 IU/L，γGTP 32 IU/L，BUN 14.3 mg/dL，Cre 1.0 mg/dL，Na 144 mEq/L，K 3.8 mEq/L，Cl 108 mEq/L，Glu 96 mg/dL，CRP 1.35 mg/dL．
【　尿　】PH 6.5，蛋白（−），糖（−），ビリルビン（−），ウロビリ正常，潜血（−），RBC <1/HPF，WBC<1/HPF．

診断推論 5

白血球増多は痛みによるストレスへの反応でも説明がつくレベルで，発症翌日のCRP上昇もわずかであるが，痛みの裏に何らかの炎症の存在は否定できない．しかし，それが肝胆道系や尿路由来である可能性は低くなった．やはり腹部造影CTで右半結腸の憩室炎や腹腔内膿瘍の検索を行いたい．

症例提示6　精査結果と最終診断

腹部CTを撮影したところ，脂肪肝を認めるも胆道と膵脾に異常はなく，両腎尿路にも異常がなかった．腸管に壁肥厚はなく造影効果も正常で，憩室はあるがその近傍の脂肪織に憩室炎の所見はなく，虫垂は描出できなかった．しかしよく見ると，上行結腸の前外側に，体軸横断面で腹壁との隙間を埋めるように三角形に脂肪織の上昇が認められ（図8），大網の捻転による梗塞の典型像であると診断された．

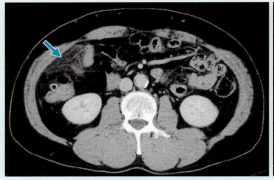 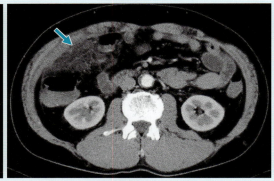

図 8　腹部造影CT（入院時）
上行結腸に憩室を認めるが炎症所見はなく，上行結腸の前外側に三角形の脂肪織の濃度上昇（➡）を認めるが，その部位自体の造影効果はほとんどない．
（池田裕美枝，他：What's your diagnosis?：エプロンが雑巾みたいに．JIM 20(9)：645，2010 より引用）

図 9　腹部造影CT（入院3日目）
上行結腸の前外側に三角形の脂肪織の濃度上昇は入院時よりやや拡大増強しており，それに接する腹壁にも炎症が及んでいるように見える．
（池田裕美枝，他：What's your diagnosis?：エプロンが雑巾みたいに．JIM 20(9)：646，2010 より引用）

最終診断：大網梗塞．

大網梗塞とは

大網の捻転や静脈血栓が原因となって大網の一部に静脈性の梗塞をきたしたもので，急性腹症のまれな原因の一つである．小児や若年者にも起こりうる．右側に生じることが多いため，胆嚢炎や虫垂炎，憩室炎と誤診されることが多い[1]．

リスク要因や誘因には，肥満，過激な運動，最近の腹部手術や外傷，右心不全や血栓性素因がある[1]．自然軽快する良性疾患であり，正しく診断して不要な手術をしないことが大事である[2]．腸管とは無関係な無菌性炎症であるため，抗菌薬さえも不要である．

診断には腹部CTが有用で，図8，図9がまさに典型的所見である．血流障害をきたしているため，病変部には造影効果がないことも特徴である[2]．成人に多く類似の症状をきたし，これまた手術も抗菌薬も不要な腹膜垂炎（1.5〜3.5 cm 卵円形）と比べて，比較的大きな（>5 cm）三角形（ときに卵円形）の腫瘤を作る[1]．

本症例のその後の経過

　入院時診断は上行結腸憩室炎で，絶食＋補液，血培検体提出のうえ，ABPC/SBT 3 g×6時間ごとによる治療が開始されていた．当然ながら血液培養は陰性であった．入院当日のCT（図8）では大網梗塞の診断はついておらず，入院2日目より発熱はないものの側腹部痛が歩行時に明らかに増悪するようになり，右側腹部に限局してguardingが出現．採血上，WBC 8,800/μL も CRP が 3.49 mg/dL と微増していた．入院3日目にはわずかな体動でも側腹部痛が増強するようになり，右側腹部にguardingに加えて反跳痛も出現し，圧痛の範囲もやや拡大して鎮痛にペンタゾシンを要するようになった．Tは37.1℃，CRPも9.23 mg/dL（WBCは8,700/μL）と上昇してきていたため，2回目のCT撮影（図9）となって大網梗塞の確定診断に至ったというわけである．

　確定診断後は抗生物質を中止しても右側腹部痛は，入院5日目には5割，8日目には2割まで軽快し，入院9日目には鎮痛剤処方なく退院した．

> **Clinical Pearls**
> 1．急性腹症のなかにはまれながら大網梗塞と腹膜垂捻転があり，虫垂炎，憩室炎や胆嚢炎と間違われやすい．
> 2．大網梗塞も腹膜垂炎も，痛みを訴える割に全身状態は良好で，消化管症状に乏しい．
> 3．いずれも保存的治療で予後は良好であるし，基本的に抗生物質の投与も不要である

文　献

1) Singh AK, Gervais DA, Hahn PF, et al.：Acute Epiploic Appendagitis and Its Mimics. Radio Graphics **25**：1521-1534, 2005
2) Abdennasserel K, Driss B, Abdellatif D, et al.：Ometntal tortion and infarction：CT appearance. Internal Medicine **47**（1）：73-74, 2008

Case 15　1年前からの両下腿浮腫

■ 上田　剛士

症例提示1　患者プロフィールと主訴

慢性心房細動の既往のある71歳男性が，1年前から両下腿の浮腫が出現したため来院した．

 診断推論1

慢性心房細動の既往のある高齢男性に発症した両下腿の浮腫であるため，まず①心不全（→呼吸困難や，就寝時の咳を✓）が浮かぶが，同様に循環血漿量増加（→体重増加を✓）をきたす②腎不全（→腎機能障害や尿検査異常の既往，尿量減少，夜間尿を✓）も考える．

低アルブミン血症による浮腫もコモンであるため，③ネフローゼ症候群（→尿の泡立ち，眼瞼浮腫を✓），④蛋白漏出性胃腸症（→慢性下痢を✓），⑤肝硬変症（→肝疾患の既往，飲酒歴，腹部膨満感を✓），⑥低栄養（→食事摂取歴，体重変化を✓）を考える．

また細動脈抵抗を低下させて血管透過性亢進をきたす⑦ビタミンB_1欠乏症（→食事摂取歴，飲酒歴，上部消化管手術の既往を✓）や，間質膠質浸透圧が増加する⑧甲状腺機能低下症（→甲状腺家族歴・既往歴，寒がり，便通変化を✓）も考える．

⑨薬剤（→服薬歴を✓）としてはNSAIDsや甘草，ピオグリタゾンのように循環血漿量を増やす薬剤や細動脈抵抗を低下させるカルシウム拮抗薬が両下肢の浮腫の原因となりうる．

両側性ではあるが，静脈圧が亢進する⑩深部静脈血栓症（→悪性腫瘍や長期臥床の既往，左右非対称性で急な発症を✓），⑪下肢静脈弁不全（→長期立位での従事歴，長年の経過の存在を✓）の可能性も否定できない．

これらの疾患が否定的な場合は，高齢者ではナトリウム排泄能低下・静脈弁機能低下・下肢筋量/運動量低下などの多因子が関与する⑫就下性浮腫（dependent edema）を考えるが，その場合は生活指導が治療の中心となる．

限局性の浮腫であれば静脈還流不全，リンパ浮腫，炎症疾患を考える．全身性浮腫であれば循環血漿量増加，低アルブミン血症，血管透過性亢進，間質膠質浸透圧増加を考える．全身性浮腫は随伴症状により原因の類推を行う．

両下腿の浮腫の場合は全身性浮腫に準じた鑑別手順でよいが，両側性に発生した限局性浮腫も念頭に入れ，診察を行う必要がある．

症例提示2　現病歴・既往歴・使用薬物・社会歴・家族歴

13ヵ月ほど前から両側の足部がむくむようになった．徐々にむくみは進行し靴がきつくなり，両下腿に靴下の跡が付くようになった．8ヵ月ほど前には両手指先端にしびれ感が出現し，

両足が腫れて歩くと痛むために他院を受診し，利尿剤とビタミン B_{12} の処方を受けたが改善は認めなかった．5ヵ月前からは足が重く歩きにくいため杖を使うようになった．

体重測定はしていないが，ウエストは変わっていない．労作時呼吸困難や動悸，発作性夜間呼吸困難，就寝時の咳はない．尿量減少，夜間尿，尿の泡立ちには気づいていない．眼瞼や手指には浮腫はない．排便は1日1回で変化なく，暑がりでも寒がりでもない．

現在も事務仕事をしており妻と2人暮らし．食事は1日3食摂取しており偏食はしていない．

【既往歴】1年前ほど前に健康診断にて心房細動を指摘されたが，ほかには異常を指摘されなかった．
【内服薬】ワルファリン1 mg/日，フロセミド40 mg/日，メコバラミン1,500 μg/日．
【社会歴】タバコ：45歳ごろまで20本/日，以後禁煙．アルコール：ビール350 mL/日．
【家族歴】肝疾患・腎疾患の家族歴なし．

診断推論2

心不全を積極的に示唆するような体重増加や左心不全症状は確認できないが，高齢者で心房細動の既往があることからは①心不全の可能性は残しておく必要がある．②腎不全や③ネフローゼ症候群に関しては積極的に示唆する病歴はない．これらに関しては前医で胸部X線写真や採血・採尿検査をしていれば診断に有用な情報が得られる可能性が高い（→前医での検査歴を✓）．

また，疑わしい薬剤歴はないが，市販の漢方薬を服用していないか✓しておく．

しかしながら，痛みを伴い歩行障害を呈していることは上記の疾患では説明が困難であり，両手指のしびれ感も併せ有痛性末梢神経障害の存在を疑う．

フロセミド使用以降に下肢症状が悪化しているようにも取れる．⑦ビタミン B_1 欠乏症は浮腫と有痛性末梢神経障害をきたし，利尿剤使用でビタミン B_1 の尿中排泄が増加して悪化するため，病歴上は食事摂取歴に問題はないが，家族からも飲酒歴・食事摂取歴を確認しておく必要がある．

軟便はなく④蛋白漏出性胃腸症の可能性は高くないが，その原因としてアミロイドーシスがあれば有痛性末梢神経障害による下肢疼痛も同時に説明が可能となる．またアミロイドーシスならネフローゼ症候群や心不全による浮腫の可能性も出てくる．それゆえ，自律神経障害（立ちくらみ，陰萎，発汗障害）の有無と家族歴は✓しておく．

肝疾患の既往や大量飲酒歴，腹部膨満感は認めないことから⑤肝硬変も積極的には疑えないが，C型肝炎からのクリオグロブリン血症を呈していれば下腿疼痛は説明がつく（→関節痛，四肢末端・鼻尖・耳介のチアノーゼ，下肢の紫斑・潰瘍，非対称性の下肢疼痛がないかを✓）．
⑧甲状腺機能低下症は甲状腺疾患の既往・寒がり・便秘がなく，甲状腺機能低下症による絞扼性神経障害としても両側対称性の症状で歩行障害を呈するのは非典型的である．⑩深部静脈血栓が両側下肢に徐々に症状を呈することは多くはないが，完全に否定できるものではないので疼痛が静脈血栓症もしくは静脈血栓症後症候群に合致するような大腿～下腿の疼痛か，多発神経炎のような遠位有意で対称性な疼痛かを確認する．⑪下肢静脈弁不全でもだる痛さを訴えてもよいため下肢を挙上することで症状が軽快しないか✓する．また，浮腫と有痛性末梢神経障害を呈する疾患としてPOEMS症候群を鑑別に加える（→皮膚色素沈着や剛毛の発生を✓する）．

症例提示3　追加の質問に対する返答

　8ヵ月ほど前に前医でフロセミドの処方を開始されるときに胸部X線写真，採血検査，採尿検査を施行されたが，特に異常を指摘されていない．市販の漢方や健康食品の摂取はない．家人から聴取してもアルコール多飲歴はなく偏食もない．関節痛，身体末梢部のチアノーゼ・紫斑・潰瘍も否定する．

　立ちくらみ，発汗障害はなく，陰萎は5～6年ほど前から認めるが性欲が低下したためと自覚している．アミロイドーシスの家族歴はない．

　下肢疼痛は左右対称性で遠位に強く下腿下半分まで認める（ストッキング型）．下肢挙上をするとむくみは少し改善するが，疼痛は変わらない．皮膚色調や毛深さの変化には気づいていない．

> ※Semantic qualifier を意識した病歴の要約
> 　慢性心房細動の既往のある高齢男性が，1年ほど前から緩徐に進行する両下腿の浮腫，四肢末梢のしびれと疼痛，痛みによる歩行障害にて来院した．飲酒・偏食はなく，立ちくらみ・発汗障害や皮膚変化には気づいていない．

診断推論3

　心不全や腎不全の可能性は高くはないが，有病率が高い疾患であるので循環血漿量増加の身体所見がないかは確認する（→頸静脈圧上昇，腹部頸静脈逆流を✓）．

　病歴上は有痛性末梢神経障害が疑われるため，身体所見では多発神経炎に合致するような左右対称性・遠位有意の運動・感覚障害を✓する．腱反射低下や眼球運動障害があればビタミンB₁欠乏の疑いは高くなる．

　POEMS症候群も通常motor優位ではあるが末梢神経障害をきたし，浮腫も著明であることが多いため，肝脾腫，リンパ節腫脹，皮膚変化（剛毛，色素沈着），乳頭浮腫，ばち指の有無を✓しておく．

　アミロイドーシスを示唆する病歴は乏しかったが巨舌，紫斑，肝脾腫，起立性低血圧の有無は✓しておく．C型肝炎による肝硬変・クリオグロブリン血症の可能性は低いが，肝硬変を示唆するクモ状血管腫・手掌紅斑・女性化乳房・脾腫・腹水の有無も✓する．甲状腺機能低下症も可能性は低いが甲状腺腫と腱反射回復相遅延の有無は簡単に✓できる．

症例提示4　身体所見

【概　観】身長169 cm，体重56 kg（BMI：19.6），全体的に色黒だが以前と変化はないという．
【バイタル】T 36.3℃，R 12/分，臥位BP 112/58 mmHg，P 83/分，立位BP 108/60 mmHg，P 87/分（いずれも不整）．
【頭　部】結膜に蒼白・黄染なし，眼底に乳頭浮腫なし，巨舌なし．
【頸　部】頸静脈怒張なく腹部頸静脈逆流陰性，甲状腺腫大なし．
【胸　部】肺音清，心雑音・過剰心音・摩擦音なし，クモ状血管腫・女性化乳房なし．
【腹　部】平坦軟で圧痛・腫瘤なし，肝腫大なし，打診上脾腫なし．
【四　肢】両側下腿～足背に圧痕性浮腫があるが圧痛なし，剛毛・ばち指なし，手掌紅斑なし．
【皮　膚】皮疹なし，紫斑なし．
【表在リンパ節】頸部・腋窩・滑車上・鼠径にリンパ節腫脹なし．

【神　経】脳神経正常，四肢 MMT では瞬間的には正常もつま先立ち・かかと立ちの保持は困難，温痛覚低下はないが両足部に感覚過敏を認め，振動覚は両下肢膝より末梢でほぼ消失，位置覚は比較的保たれている．Romberg 試験陰性，深部腱反射は左右上下肢ともにほぼ消失，Babinski 反射陰性，指鼻指試験・回内回外試験正常．

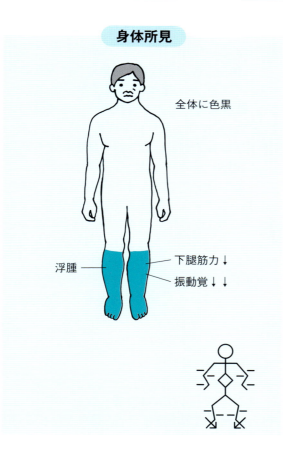

身体所見

全体に色黒
浮腫
下腿筋力↓
振動覚↓↓

診断推論 4

多発神経炎を伴っている可能性が高く，特にビタミン B_1 欠乏症もしくは POEMS 症候群の可能性が高くなった．色黒であることは POEMS 症候群に合致するかも知れない．

アミロイドーシスとしては自律神経障害が目立たないが，血液疾患による AL アミロイドーシスの否定はできない．C 型肝炎による肝硬変・クリオグロブリン血症や，甲状腺機能低下症は否定的となった．

検査としては，まずビタミン B_1 の測定を行う．また POEMS 症候群とアミロイドーシスに関しては，血清・尿の免疫電気泳動による M 蛋白とベンス・ジョーンズ蛋白（BJP）の検出を行う．

アミロイドーシスによる浮腫の機序を説明しうるネフローゼ症候群や心筋障害がないか，血清アルブミン・尿蛋白の測定と心電図，心エコー検査も行いたい．

症例提示 5　初期検査結果

【血　液】WBC 5,800/μL（Neu 54%，Lym 33%，Mon 5%，Eos 7%，Bas 1%），Hb 10.3 g/dL，MCV 97 fL，Plt 37.5 万/μL，Na 139 mEq/L，K 4.2 mEq/L，Cl 105 mEq/L，BUN 33.0 mg/dL，Cre 0.93 mg/dL，T-Bil 0.5 mg/dL，AST 11 IU/L，ALT 9 IU/L，LDH 119 IU/L，ALP 151 IU/L，γGTP 8 IU/L，TSH 8.03 μLU/mL，FT4 1.01 ng/dL（基準値 0.83-1.71），TP 7.1 g/dL，Alb 3.6 g/dL，蛋白電気泳動（図10），免疫電気泳動 IgG-λ 型 M 蛋白（＋），ビタミン B_1 19 ng/mL（基準値下限 20 ng/mL）．
【尿検査】蛋白（－），BJP（－）．
【胸部 X 線写真】CTR 55%，巾着様の心陰影，胸水なし．
【心電図】心房細動，心拍数 86/分，肢誘導低電位．

【心エコー】心嚢水貯留（前面 9 mm，後面 24 mm），IVST 9 mm，PWT 9 mm，心筋輝度正常，LVEF 63％，IVC 18 mm．

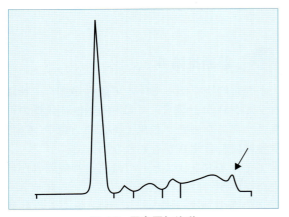

図 10　蛋白電気泳動
γ グロブリン領域に M 蛋白と思われるピークを認める

診断推論 5

ビタミン B_1 欠乏症と POEMS 症候群，アミロイドーシスのそれぞれを示唆する所見が得られた．ビタミン B_1 の値は軽度低値にとどまっており，M 蛋白検出のほうが病的意義は高いと考えられるが，診断的治療としてビタミン B_1 補充は必要である．

また神経伝導速度検査で軸索障害のみなのか（ビタミン B_1 欠乏症やアミロイドーシスに合致），軸索障害に加えて脱髄所見も認めるのか（POEMS 症候群に合致）を確認する．

POEMS 症候群では血管内皮細胞由来増殖因子（VEGF）が著明高値となることが知られており，血管透過性亢進や末梢神経障害への関与が推測されている．VEGF 高値は他の疾患でも報告があり POEMS 症候群に特異的とは言い切れないが補助診断として有用であり測定してみてもよい．

POEMS 症候群における骨硬化性病変を検出するため全身の骨 X 線写真を撮像し，臓器腫大を認めないか腹部 CT にて確認する．

症例提示 6　精査結果と最終診断

ビタミン B_1 補充療法（75 mg/日を 1 ヵ月間）を行ったが浮腫・しびれは改善しなかった．

神経伝導速度（左正中神経）では MCV が 24.3 m/秒と著明な伝導速度低下・時間的分散を認め，POEMS 症候群に合致する所見と考えられた．頭蓋・脊椎・四肢長幹骨の X 線写真では骨硬化像の確認はできなかった．一方で，腹部 CT にて肝脾腫は認めなかったものの，最大径 3 cm の腸間膜リンパ節を描出した．胸腹水は認めなかった．

POEMS 症候群の約 1 割で Castleman 病の所見を認めることが知られている．また Castleman 病の約 1 割で腹腔内リンパ節が腫脹するとされる．本症例では開腹リンパ節生検を行い，Castleman 病に合致する病理所見（Mixed type）を確認した．

これにより，POEMS 症候群の診断基準（表 5）を満たし，同疾患と診断した．

なお，VEGF は 243 pg/mL（基準値 0〜115 pg/mL）と軽度高値に留まった．

最終診断：腹腔内 Castleman 病を伴う POEMS 症候群．

表 5 POEMS 症候群の診断基準[1]
（青字は本症例で満たした項目）

必須項目
多発神経障害
モノクローナルな形質細胞増殖性疾患（通常はλ型のM蛋白血症）
大項目（1項目以上）
硬化性骨病変
Castleman 病
VEGF 高値（正常上限の3〜4倍以上）
小基準（1項目以上）
臓器腫大（脾腫，肝腫大，リンパ節腫脹）
血管外血漿量増加（浮腫，胸水，腹水）
内分泌障害（副腎，下垂体，性腺，副甲状腺）
皮膚変化（色素沈着，多毛など）
乳頭浮腫
血小板増多症，多血症

本症例のその後の経過

Castleman 病で発熱などの全身症状がなく単一のリンパ節腫脹のものは単中心性 Castleman 病（UCD）と呼ばれ，外科的切除が根治的であるとされる．本症例では複数のリンパ節が集簇して腫脹していたが，この場合も外科的切除が根治的であったとの報告が散見されるため，本症例でも腹腔内リンパ節切除を診断と治療目的にて行った．術後は浮腫が軽減し，徐々に末梢神経障害も改善傾向である．

文 献

1) Dispenzieri A：POEMS syndrome. Blood Rev **21**（6）：285, Epub 2007 sep 11

Clinical Pearls

1．難治性の全身性あるいは対称性浮腫と多発ニューロパチーを認めれば，ビタミン B_1 欠乏症，アミロイドーシス，POEMS 症候群を考える．
2．神経伝道速度検査で前2者では軸索障害，POEMS 症候群では軸索障害に加えて脱髄所見を呈する．
3．POEMS 症候群におけるリンパ節腫大は Castleman 病の所見を呈しうる．

Case 16 　全身浮腫に続く意識障害

植西　憲達

症例提示 1　患者プロフィールと主訴

高卒後よりひきこもりのある 40 歳女性が，1 週間前からの微熱と全身の浮腫，さらに 3 日前からの意識障害を主訴に救急外来を受診した．

診断推論 1

高校卒業後からひきこもりがあるということから，うつや統合失調症などの精神疾患，発達障害がないか（→気分の落ち込み，幻覚，幻聴，小児期の発達異常の有無，体型，病前の ADL を✓），アルコールや何らかの薬物の摂取がないか，また慢性疾患（例えば糖尿病，肝疾患，甲状腺機能低下症）をもっていないかが気になる．

この症例ではさらに急性に浮腫と意識障害を起こしているため，アルコール多飲や薬物使用→慢性肝疾患→浮腫と肝性脳症（→アルコール多飲歴，静脈薬物濫用 IVDA 歴，腹部膨満，褐色尿，黄疸，腹囲の増加の有無を✓），栄養障害±アルコール多飲→ビタミン B_1 欠乏や低血糖などの代謝性脳症（食事摂取量を✓），糖尿病→糖尿病性腎症（ネフローゼ）＋高浸透圧性昏睡や糖尿病性ケトアシドーシス，電解質異常，糖尿病治療による低血糖（→糖尿病治療歴，口渇，多飲，多尿，尿の泡立ちの有無を✓），急性糸球体腎炎や急速進行性糸球体腎炎→尿毒症や電解質異常（→体重増加，尿量の減少，血尿の有無を✓），合併症がない限り微熱はきたさないであろうが甲状腺機能低下症＋粘液水腫性昏睡（→体重増加，寒冷不耐，嗄声，便秘を✓）の可能性を予想する．（p.7 表 1 参照）

症例提示 2　現病歴・既往歴・使用薬物・社会歴・家族歴

（母親から病歴聴取）高校卒業後にいったん 1 ヵ月程度就職したが，仕事になじめず，人間関係もうまくいかないため，以後引きこもりの生活をしている．病院が嫌いとのことで，これまで病院を受診したことがない．妄想や幻覚はなかったが，家族ともほとんど会話がなく，たいてい自室にて，時々自転車で買い物に出かける程度であった．小児期より肥満はあったが，ここ 2 ヵ月程体重が特に増加していた（詳細な体重増加量は不明で過食はみられなかったという）．1 週間前より顔面，両上下肢の浮腫がみられるようになってきていた．同時に 37.5℃ 程度の微熱もみられていた．6 日前に転倒して，そのときにどちらかの足をぶつけたようで足が痛いとトイレまで這うようになっていたが，みてとれるような上下肢の麻痺はみられなかった．食欲は低下しておらず，特に偏食もなかった．3 日前より，声をかけても会話ができなくなり，いびき様の呼吸をしていたが，口に水を入れると特にむせる様子なく 1 日 500 mL 程度の水分は摂取していた．本人がそれまで病院へ行くのは絶対いやだといっていたので，母親は病院へ

連れて行かなかった．受診当日の朝も水は摂取したが，意識レベルが改善しないままであったため当院へ救急搬送された．

寝汗，頭痛，鼻汁・咽頭痛，咳嗽・呼吸苦・胸痛，嘔気・嘔吐，下痢・腹痛，関節痛・筋肉痛，口渇・多飲・多尿は訴えていなかったというが，ふだんから母親との会話も少なく詳細は不明である．

既往歴：特記事項なし，家族歴：特記事項なし．
使用薬剤：漢方・サプリメント，違法薬物も含めてなし，嗜好品：喫煙なし．飲酒なし．
曝露歴：周囲に病人なし．ペットなし．最近の旅行なし．性交歴なし．刺青なし．

診断推論2

2ヵ月前からの体重が増加と1週間前より顕在化した全身の浮腫がある．おそらく2ヵ月前から浮腫が増強しているかと思われる．顔面を含む浮腫の増強がみられており，まずは腎疾患（糸球体腎炎やネフローゼ症候群など）を考える．急性腎障害があれば意識障害は尿毒症や電解質異常で起こる．本症例は病歴聴取が困難であるが，可能なら，前駆する咽頭炎や皮膚感染症，血尿や尿の泡立ちの有無を確認したい．

糖尿病性腎症は糖尿病発症から何年も時間が経って起こるものであり，これまでに糖尿病を疑わせる症状（口渇，多飲，多尿）がなかったことは可能性を下げる．慢性肝疾患に関しては輸血歴，性交歴，IVDA歴，刺青，アルコール多飲，肝疾患の家族歴はないようだが，Wilson病，AIH（自己免疫性肝炎），NASH（非アルコール性脂肪肝炎）は知らない間に肝硬変にまで進行しうるので，可能性としては残る．るいそうなく，偏食もみられず，アルコール多飲もないためビタミンB_1欠乏は考えにくい．普段の低い活動性を考えると，甲状腺機能低下症とそれに伴う粘液水腫性昏睡は考えたくなるが，微熱があるのが合わず，その場合は何らかの炎症が合併している必要があるだろう．

発熱と意識障害があるので，浮腫は別に説明がいるが，髄膜炎や脳炎は必ず否定する必要がある．

症例提示3

母親によると，前駆する咽頭炎や皮膚感染症などはなく，血尿や尿の泡立ち，尿量の減少については不明であった．

> ※Semantic qualifier を意識した病歴の要約
> 約20年にわたるひきこもりのある中年女性が，1週間前からの微熱および顔面を含む全身の浮腫と3日前からの意識障害をきたして受診した．医療機関には一切受診しておらず家人も症状を把握していないが，少なくともアルコール・薬物使用や長期にわたる栄養障害はなさそうである．

診断推論3

まず意識レベルを含むバイタルサインの確認をし，必要な緊急処置を行う．頸静脈の怒張の有無を確認し，それがあれば，全身浮腫の原因が静水圧の上昇によるものであり，腎不全や右心不全の可能性が上がる．胸水，腹水の有無を確認するため，呼吸音の低下や打診上の濁音，shifting dullness を確認する．心不全の可能性を探るべく，心の奔馬音，肺のラ音の確認も行

う．尿毒症による意識障害では羽ばたき振戦がみられることがあるので，可能であればチェックする．また呼気の尿臭も確認する．

慢性肝疾患を思わせるクモ状血管腫や手掌紅斑，黄疸，肝脾腫，腹壁静脈拡張，痔核，便潜血，羽ばたき振戦，Kayser-Fleischer輪がないかも確認したい．

中枢神経の評価のために神経学的巣徴候の確認を行う．意識レベルが非常に悪いようなので睫毛反射，角膜反射，瞳孔の左右差，上下肢の疼痛からの逃避，筋トーヌス，上下肢の深部腱反射に左右差がないか，異常反射の有無に注意を払う．髄膜炎も考えて項部硬直の有無を確認する．眼底をみて乳頭浮腫の有無を確認する．

症例提示4　身体所見

【全　般】全身浮腫著明，160 cm，82 kg，呼気に尿臭なし．
【意識レベル】GCS $E_1V_1M_3$（痛み刺激で除皮質肢位）．
【バイタル】T 38.3℃，BP 146/102 mmHg．P 124/分 整，R 32/分．下顎呼吸，SpO_2 100%（室内気）．
【頭頸部】脱毛なし，眼瞼浮腫あり，結膜に蒼白・黄染・充血なし．左下眼瞼結膜に点状出血あり．Kayser-Fleischer輪なし．左頬粘膜に浅い潰瘍あり，口腔内乾燥あり，甲状腺腫大なし，頸静脈怒張あり，頸部リンパ節腫脹なし，項部硬直なし．
【胸　部】腋窩乾燥あり，クモ状血管腫なし，呼吸音左右差なく清で副雑音なし，心尖拍動は鎖骨中線より内側，過剰心音なし，第三肋間胸骨左縁にⅡ/Ⅵの収縮中期雑音あり．
【腹　部】膨満あるが軟，shifting dullness なし，腸雑音正常，血管雑音なし，腹部圧迫や肝叩打・背部の叩打で苦痛表情なし，肝縁触知せず，脾濁音界拡大なし，腫瘤触れず．
【直　腸】腫瘤・圧痛なし，血液やタール便の付着なし，便潜血陰性．
【四肢，筋骨格】皮膚に乾燥あり，末梢冷感なし，圧痕を残す浮腫著明，関節腫脹なし，バチ指なし，手掌紅斑なし，両側下腿に数mm大の触知しない出血斑散在，右母趾の遠位腹側に紫斑あり．
【神　経】眼位正中，瞳孔2 mm同大，対光反射あり．睫毛反射あり，眼球頭位反射なし，口角の左右差なし，四肢自発運動なし，筋緊張は四肢で低下，深部腱反射は左右差なくすべて低下，両側Babinski徴候陽性．

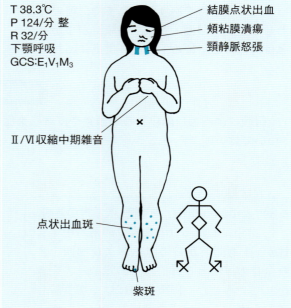

診断推論 4

頸静脈怒張を伴う全身の浮腫であり,心不全や急性腎障害による静水圧上昇の機序を考える.ただ肺の副雑音はなく,心拡大や過剰心音もなく心不全の可能性は下がる.

発熱,左眼瞼結膜の点状出血,心雑音,下腿の紫斑,母趾の紫斑からは感染性心内膜炎の可能性が出てきた.ただし血管炎や血小板減少でもこれらの皮膚病変はみられる.左の頰粘膜の潰瘍はSLE(全身性エリテマトーデス)も疑わせる所見である.母趾の紫斑や下腿の紫斑からは,急性腎障害の原因としてTTP/HUS(血栓性血小板減少性紫斑病/溶血性尿毒症症候群),クリオグロブリン血症も鑑別には挙がってくる.

まず腎不全や心不全があるかをBUN/Creや胸部X線にて確認したい.腎不全であれば,まずはエコーで水腎の有無と腎サイズを確認し,尿で蛋白尿,血尿,赤血球円柱,変形赤血球,蛋白/Cre比をチェックする.これにて腎不全の原因を判断したうえで糸球体腎炎を疑うのであれば,自己抗体や補体などを確認する.

採血ではCBCと血液像(白血球分画,破砕赤血球)をみる.凝固系も確認する.Ca・Pを含む電解質,肝胆道系酵素,甲状腺機能も確認したい.感染性心内膜炎の可能性が高まったので,血液培養は3セット以上(1時間程度の間に間隔を空けて)と心エコーが必要である.他の感染症の有無を確認するため尿中白血球,尿グラム染色・培養,胸部X線は必要である.

除皮質肢位,眼球頭位反射の消失,Babinski陽性からは中枢神経,特に脳幹部の病変が疑われる.頭部MRIが必要である.発熱と意識障害であり髄膜炎や脳炎の可能性は否定できないため,髄液検査を行う.なお,髄膜炎菌やまれに肺炎球菌性の髄膜炎でも紫斑がみられることがある.

症例提示 5　初期検査結果

- 【血液検査】WBC 20,200/μL(Neu 92%, Lym 7%, Mon 1%), Hb 9.0 g/dL, MCV 83 fL, Plt 35,000/μL, 破砕赤血球なし, PT-INR 1.30, APTT 30.6秒, D-dimer 16.3 μg/mL(正常<1.0 μg/mL), CRP 2.7 mg/dL, Na 124 mEq/L, K 4.5 mEq/L, Cl 91 mEq/L, Ca 7.3 mg/dL, P 6.6 mg/dL, BUN 69 mg/dL, Cre 5.2 mg/dL, Glu 127 mg/dL, HbA1c 4.6%, T-bil 0.8 mg/dL, AST 18 IU/L, ALT 10 IU/L, ALP 180 IU/L, γGTP 27 IU/L, TP 5.9 g/dL, Alb 2.1 g/dL, TSH 0.237 μU/mL, FT4 1.17 ng/dL.
- 【動脈血液ガス(O_2 10 L/分)】pH 7.487, PO_2 164 mmHg, PCO_2 22.4 mmHg, HCO_3^- 16.6 mmol/L.
- 【尿検査】蛋白(2+),潜血(2+), RBC 30〜40/HPF, WBC 8〜10/HPF, 顆粒円柱2〜4/HPF, 変形赤血球なし,赤血球円柱なし,蛋白 878 mg/gCre.
- 【心電図】HR 120の洞調律, ST上昇や低下なし.肢誘導低電位.
- 【胸部X線(臥位AP)】CTR 61%, 肺野浸潤影なし,両側CP angle鈍.
- 【経胸壁心エコー】心収縮能・拡張能正常.弁逆流なし.疣贅なし.心嚢水なし.
- 【頭部MRI(図11)】大脳半球の皮質および皮質下,小脳半球,中脳,頸髄に多発性にDWIで高信号, ADCで低信号の小病変. Diffusionで異常がない部位にもT_2, FLAIRでの高信号域が斑状に多発.脳溝にそってFLAIRでの高信号域がみられる.
- 【胸腹部単純CT】肺炎やうっ血像なし.肝脾腫なし.腎サイズ正常.水腎症なし.
- 【髄液検査】細胞数163/μL(Lym 70%, Neu 30%),蛋白232 mg/dL,糖41 mg/dL, ADA 2.7 IU/L,グラム染色では細菌なし.

【尿グラム染色】細菌なし．
【血液培養，尿培養，髄液培養】結果待ち．

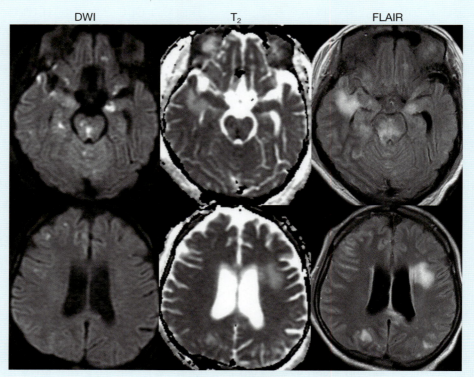

図 11　頭部 MRI

　診断推論 5

　浮腫の原因は腎不全±低蛋白血症であり，意識障害の原因は脳幹を含む脳の多発性病変（塞栓性病変＋T_2，FLAIR のみでの高信号領域）＋リンパ球優位の髄膜炎（±低 Na 血症）であった．発熱＋脳の多発性塞栓性病変＋多発性の紫斑からはやはり感染性心内膜炎や SLE，血管炎を疑う．ただし T_2，FLAIR のみの高信号域はある程度時間が経過した梗塞の可能性もあるが，なんらかの炎症による可能性もあり神経症状が 3 日前から始まったということからは後者である可能性が高いと考えられた．抗菌薬治療を開始し血液培養の結果を確認するとともに，経胸壁心エコーでは異常を認めていないために経食道心エコーで確認したい．正球性貧血と血小板減少は SLE を示唆するものかもしれない．
　腎障害に関しては水腎症なく腎後性ではない．血尿や中等量の蛋白尿があることは糸球体腎炎を示唆する．糸球体腎炎もやはり感染性心内膜炎でも SLE でも，血管炎でも起こる．補体，抗核抗体，ASLO，MPO-ANCA，PR3-ANCA，GBM 抗体，クリオグロブリンのチェックを行う．腎生検も考慮する．紫斑部の皮膚生検で血管炎の所見や lupus band があるか確認するのもよいであろう．なお，腎不全時の随時尿による蛋白/Cre 比は不正確であるので，蓄尿による 1 日尿蛋白の定量でネフローゼレベルの蛋白尿かどうかを確認しておきたい．
　髄液では糖低値，蛋白上昇を伴うリンパ球優位の細胞数増多を認める．これも感染性心内膜炎や SLE，血管炎でも起こりうる．その他の髄

膜炎や脳炎の否定を行うため，抗酸菌 PCR，クリプトコッカス抗原，HSV-DNA-PCR はチェックしておく．

症例提示6　精査結果と最終診断

経食道心エコーでは僧帽弁後尖に6 mm 大の疣贅を認めた．

C_3 31 mg/dL，C_4 7 mg/dL，CH50 16.6/mL とすべて低値．ASLO 63 U/mL，MPO-ANCA（−），PR3-ANCA（−），GBM 抗体（−），クリオグロブリン定性（−），抗核抗体 320 倍（均質型），抗 ds-DNA 抗体（−），抗 Sm 抗体（−），抗 SS-A 抗体 131 IU/mL，抗 SS-B 抗体 210 U/mL，ループスアンチコアグラント（−），抗カルジオリピン抗体（−），抗 $β_2$GPI 抗体（−），STS（−），TPHA（−），直接 Coombs 試験（−）．

1 日尿蛋白定量 0.8 g/日．

皮膚生検（紫斑部）：血管炎の所見なし，lupus band は検査されず．

感染性心内膜炎として，バンコマイシンとセフトリアキソンの投与を行い，髄液中リンパ球優位の細胞数増多を認めたためアシクロビルの投与も行った．しかし，血液培養は 3 セット中に 1 セットでコンタミネーションと考えられる表皮ブドウ球菌を検出したのみであった．最終的に髄液細菌培養，HSV-DNA-PCR，クリプトコッカス抗原，抗酸菌 PCR はすべて陰性であった．

第 5 病日でも意識の回復はみられず，血小板減少は継続した．ただ，CRP はずっと 1〜3 mg/dL のままで上昇も低下もなかった．

口腔内潰瘍，腎症，神経症状，正球性貧血と血小板減少，抗核抗体陽性と SLE の基準を満たし，SLE でも Libman-Sacks 心内膜炎として疣贅を認め塞栓も認めうること，これだけ重症感染の割には CRP の上昇を経時的にもほとんど認めないこと，脳 MRI で急性期梗塞のみでは説明のつかない病変が多発性に存在することから SLE である可能性が高いと判断し，抗菌薬投与を継続したうえで，メチルプレドニゾロンをパルス療法にて 3 日間＋プレドニゾロン 1 mg/kg/日の後療法，血漿交換×3 日間，大量免疫グロブリン療法を併用したところ，8 日後より開眼，15 日後より上肢の運動がみられ，MRI での異常信号も著明に改善した．1 ヵ月後よりシクロフォスファミドパルスを併用し，ステロイドは漸減できた．神経学的に改善を認め発症 7 ヵ月後には会話はほぼ可能，立位も軽介助で可能となった．経過から重症神経精神 SLE が最終診断と考えられた．

最終診断：SLE（CNS-lupus, lupus-nephritis, Libman-Sachs endocarditis）．

> **Clinical Pearls**
> ・発熱＋多発性脳塞栓がある場合，まず感染性心内膜炎を疑うが，血管炎，SLE もありうる．
> ・MRI で梗塞を示す cytotoxic edema 所見以外に vasogenic edema 所見の混在をみたとき，炎症性病変の存在も考えるべきである．
> ・SLE では Libman-Sachs 心内膜炎として超音波上疣贅を認めうるため感染性心内膜炎との鑑別が問題となるが，血液培養が陰性であること，CRP の上昇があまりみられないことが SLE を示唆する．

Case 17　胸痛と呼吸苦に続くショック

植西　憲達

症例提示1　患者プロフィールと主訴

狭心症，心房細動，糖尿病がある80歳女性が，3週間前からの上腹部不快感，嘔気，嘔吐と受診2時間前からの胸痛，呼吸苦を訴えて来院した．

診断推論1

狭心症，糖尿病がある高齢女性の急性の2時間持続する胸痛，呼吸困難であり，まずは急性冠症候群（ACS）を思い浮かべる（→胸痛の部位，性質，誘因，増悪寛解因子，放散痛，発汗の有無を✓）．とすると，3週間前からの嘔気，嘔吐を伴う上腹部不快感も狭心症としての症状であったかもしれない（→上腹部不快感の頻度や持続時間，誘因，増悪寛解因子，発汗の有無を✓）．また，頻脈性心房細動に伴う胸痛，呼吸困難も可能性があり動悸の有無を✓する．ACSが原因でも頻脈性心房細動が原因でも左心不全により呼吸困難を起こしうる．起座呼吸，夜間発作性呼吸困難・咳嗽，泡沫痰，浮腫の有無を✓する．

ACS以外にも危険な胸痛として急性大動脈解離（→痛みの移動，裂けるような性質の痛みの有無を✓），肺塞栓症（PE）（→胸膜痛の有無，下肢のむくみ，静脈血栓症の既往，長期臥床/骨盤や下肢の骨折/悪性腫瘍/ネフローゼ症候群などの危険因子を✓），気胸（→胸痛の部位，胸膜痛の有無を✓）も即座に思い浮かべる必要がある．

3週間前からの嘔気，嘔吐があり，今回胸痛，呼吸困難を認めることから，特発性食道破裂（Boerhaave症候群）も見逃してはいけない重要な疾患である（→胸痛前の嘔吐の有無，胸膜痛の有無を✓）．胸痛，呼吸困難が急性すぎる印象はあるが，嘔吐を繰り返しており，誤嚥性肺炎＋胸膜炎or膿胸の可能性もある（→発熱，悪寒，咳嗽，喀痰の有無，喀痰の性状，胸膜痛の有無を✓）．

症例提示2　現病歴・既往歴・使用薬物・社会歴・家族歴

認知症があり施設入所中である．もともと自力歩行可能であるが，3週間前より上腹部不快感，嘔気，嘔吐，食欲低下を訴えるようになってからは臥床がちとなっていた．上腹部不快感は食事中～食後に起こり，1～2時間すると改善する．発汗はないが，胸焼けと嘔気を伴っていた．徐々に食事摂取量が減少してきており，ここ1週間は食事するたびに上腹部膨満感と嘔気があり，時々嘔吐を伴っていた．吐物は直前に食べたものを含む不消化物で色は黄色であった．排便は3～4日に一度で，排ガスは認めていた．下痢，血便や黒色便なし．体重は測定されていないが，施設職員によると痩せてきているとのことである．発熱や悪寒，盗汗，咳嗽，喀痰は

なかった.

　受診2時間前の夜間に施設職員が巡回しているときにそれまでには訴えていなかった前胸部痛と呼吸困難を訴えているところを見つけた．重苦しい痛みであり，痛みの移動はなく，持続痛で体位変換や深呼吸で増悪することはない．興奮と発汗もみられ，手足は冷たく紫色となっていた．動悸，咳嗽，喀痰はなく，嘔吐もなかった．

　既往歴：5年前より糖尿病．食事療法でコントロール良好．網膜症・腎症・神経障害なし，2年前より狭心症と心房細動を指摘されているが，冠動脈造影はしていない．悪性腫瘍なし．静脈血栓症なし．

　家族歴：特記事項なし，使用薬剤：アスピリン100 mg 朝，ファモチジン10 mg 夕，嗜好品：喫煙なし，飲酒なし．

診断推論2

　上腹部不快感，嘔気，嘔吐は食事と時間的関連があり，消化管の問題を疑わせる．しかも症状は徐々に増悪してきている．食事開始早期の症状，上腹部の膨満感より食道，胃，十二指腸などの上部消化管の問題を考える．食道裂孔ヘルニア（→夜間逆流症状や嚥下障害を✓），消化性潰瘍，悪性腫瘍や，腹部手術歴はないが癒着や内ヘルニアなどによる小腸閉塞の可能性も考える．

　来院直前の胸痛，呼吸困難は程度も強く，末梢チアノーゼも伴っているようであり重大なことが起こっていることを思わせる．消化管症状と関連づけるのであれば直前の嘔吐はないが特発性食道破裂の可能性が挙がる．もしくはこれまでの食欲低下，嘔吐に伴う脱水によりACSや頻脈性心房細動が起こり胸痛，呼吸困難が起こった可能性もある．ADL低下に伴い長期臥床になっているため肺塞栓の可能性も考えておく（→下腿径の左右差，血痰の有無を✓）

　病歴からは頻度からして進行胃癌（噴門部）患者に合併したPEやACS，もしくは癌性心外膜炎による心タンポナーデなども考えやすい．もちろん，重大な胸痛の原因である大動脈解離，気胸の可能性は否定されるまで残しておく．

症例提示3　追加の質問に対する返答

　食後の嘔吐は認めていたが，夜間の胸焼けはなかった．嚥下障害もなかった．施設職員は下肢の浮腫や太さの左右差には気付いておらず，血痰も認めていなかった．

> ※Semantic qualifierを意識した病歴の要約
> 　狭心症，心房細動，糖尿病がある高齢女性に3週間前から進行する食中，食後の上腹部膨満感と嘔気，嘔吐，体重減少があり，来院2時間前からの強い前胸部重圧感と，呼吸困難，末梢チアノーゼをきたして来院した．

診断推論3

　胸痛，呼吸困難，末梢チアノーゼをきたして来院している．緊急疾患である可能性が高い．素早くバイタルサインを確認し，気道，呼吸，循環の問題に対処しながら身体診察をすすめる．同時に酸素，モニター，静脈路の確保，12誘導心電図も並行して行う必要がある．

　大動脈解離の可能性もあり，血圧は左右上肢を測定し，両側大腿動脈の拍動も触知できるか

素早く確認する．

　バイタルサインでショックであると判断すれば，頸静脈の張り，呼吸音の音量の左右差，ラ音，胸部の打診所見，皮下気腫，心の奔馬音，手足の皮膚温，浮腫を手がかりにショックの発症機序が循環血液量減少性，心原性，閉塞性，血液分布異常性のどれかを推定する．

　本患者では，特発性食道破裂も疑われる．縦隔気腫を思わせる頸部や胸壁の皮下気腫やHamman徴候（心拍にはさまれたクラックル）の確認をする．また心窩部の圧痛，胸膜摩擦音の有無，胸水の所見（呼吸音低下と打診上濁音）を確認する．

　3週間前よりの上部消化管閉塞を疑わせる症状がある．腸閉塞を思わせるような腸蠕動の視診，金属音の有無を✓する．体を揺らしたときに心窩部で聴診する振水音（succussion splash）を聴取すれば食道あるいは胃の流出路狭窄を疑う．ショックであれば当然大動脈瘤を思わせる拍動性腫瘤の有無や皮下出血斑の確認を行う．直腸診，陰部の診察を行いタール便や血液の付着の有無，便潜血を確認する．PEの可能性もあり，下腿径の左右差も確認する．

症例提示4　身体所見

【全　般】興奮がみられ苦悶様表情．全身に発汗．150 cm，40 kg．
　　　　　意識レベル　GCS E₃V₄M₆．

【バイタル】T 35.8℃，BP 60 mmHg（触診）．左右差なし．P 144/分 不整，R 26/分 浅く努力様呼吸，SpO₂ 手足が冷たく測定不能．

【頭頸部】結膜に蒼白・黄染なし，顔面浮腫なし，舌のチアノーゼなし，口腔内乾燥あり，吐物や血液の付着なし，甲状腺腫大なし，頸静脈怒張あり，頸部硬直なし，皮下気腫なし，気管は正中．

【胸　部】腋窩乾燥あり，皮下気腫なし．肺：呼吸音左右差なく，副雑音なし．打診で左右差なし．

【心】心音の音量正常で過剰心音なく，心雑音なし．

【腹　部】心窩部軽度膨満，側腹部に上行性の腹壁静脈拡張あり，腸雑音正常，心窩部振水音なし，血管雑音なし，腹部圧迫や肝叩打・背部の叩打で苦痛表情なし，肝縁触知せず，脾濁音界拡大なし，腫瘤なし，拍動性腫瘤なし．

【直　腸】腫瘤・圧痛なし，血液やタール便の付着なし，便潜血陰性．

【四肢，筋骨格，皮膚】浮腫なし，バチ指なし，下腿に網状皮斑あり，手足は冷たく湿潤しチアノーゼあり．

【神　経】上下肢に粗大な麻痺や感覚異常なし．

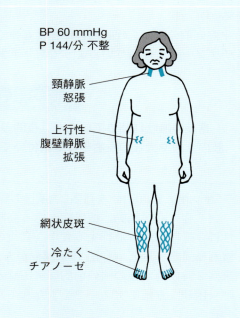

診断推論 4

ショックである．まず手足は冷たく心拍出量が減少する循環血液量減少性，心原性，閉塞性を考える．病歴上食事摂取量減少や嘔吐あり，また腋窩乾燥もあるので脱水による循環血液量減少はあったかもしれないが，頸静脈の怒張がみられることから，心原性もしくは閉塞性ショックの可能性が高くなる．気管は正中であり呼吸音に左右差なく，皮下気腫や，打診も左右差なく緊張性気胸の可能性は低い．ACSや頻脈性心房細動に伴う心原性ショック，心タンポナーデ，重症PEをまず考える．

まずは心電図，胸部X線，心エコーと動脈血液ガスを確認したい．一般採血，生化学にてショックの障害臓器の確認に加えPEも疑うため凝固系，D-dimerの確認をしたい．酸素化の確認を行い，A-aDO$_2$の開大やD-dimer上昇があればPEの確認のため胸部造影CTも必要である．大動脈解離の確認と消化器症状や心窩部膨満の原因の検索目的にCTは腹部まで撮影を行う．

側腹部の腹壁静脈の上行性の怒張は長期にわたる下大静脈の閉塞時に認めるが，この評価も腹部造影CTにて可能である．

症例提示5　初期検査結果

【血液検査】WBC 9,100/μL, Hb 16.0 g/dL, Plt 16.8万/μL, CRP 3.2 mg/dL, Na 132 mEq/L, K 5.3 mEq/L, Cl 94 mEq/L, BUN 74 mg/dL, Cre 3.6 mg/dL, Glu 180 mg/dL, T-bil 1.0 mg/dL, AST 82 IU/L, ALT 59 IU/L, ALP 494 IU/L, γGTP 16 IU/L, TP 8.1 g/dL, Alb 3.9 g/dL, PT-INR 1.01, APTT 24秒, D-dimer 6.4 μg/mL（正常＜1.0 μg/mL）．

【動脈血液ガス（O$_2$ 10 L/分）】pH 7.246, PO$_2$ 175 mmHg, PCO$_2$ 16.4 mmHg, HCO$_3^-$ 7.0 mmol/L.

【心電図】HR 120の心房細動，ST上昇や低下なし，急性右室負荷所見なし，低電位なし．

【胸部X線】気胸なし，肺うっ血なし，心拡大あり，大動脈陰影の拡大なし，心陰影に重なり食道裂孔ヘルニアの陰影あり（図12）．

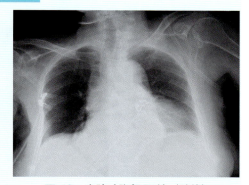

図12　来院時胸部X線（臥位）
心拡大と心陰影に重なり食道裂孔ヘルニアの陰影あり．

診断推論 5

採血上は血液濃縮がみられる．脱水はあるのであろう．しかし，頸静脈怒張と心拡大があり，やはり心エコーが必要である．また，A-aDO$_2$の開大およびD-dimerを認める．PEの評価が必要である．消化管および大動脈の評価を同時に行うため，腎障害はあるが十分な補液をしつつ胸腹部造影CTを優先して撮影したい．

症例提示6　精査結果と最終診断

【心エコー】心囊水なし，左室収縮能正常，右心系拡大なし，左房は後方より壁外性に圧迫を受け狭窄している．

【胸腹部造影CT】巨大食道裂孔ヘルニア（傍食道型疑い）があり，胃の前庭部がヘルニア囊内に入り込み，吻側である胃体部と肛側である十二指腸近位部がヘルニア門により締め付けられ囊内でclosed loopとなっている．胃体部は腹腔内で著明に拡張している．またヘルニア囊により両心房は前方へ，下大静脈（IVC）は外側へ圧排を受けている（図13a, b）．肺塞栓なし．大動脈解離なし．

最終診断：両心房および下大静脈圧迫により閉塞性ショックをきたした胃前庭部嵌頓食道裂孔ヘルニア．

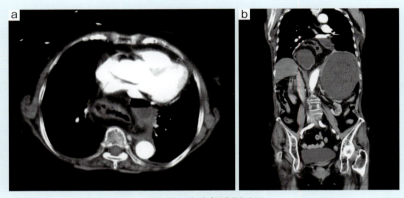

図13　胸腹部造影CT
a：食道裂孔ヘルニアにより両心房が後方より圧排されている．
b：胃の前庭部がヘルニア囊内に入り込んでおり，近位部（噴門から胃体部）は腹腔内で拡張している．ヘルニア囊内には拡張した十二指腸近位部も描出されており，IVCがヘルニア囊により外側に圧排されている．

本症例のその後の経過

食道裂孔ヘルニアによる閉塞性ショックを疑い，緊急ヘルニア修復術を施行した．食道裂孔部より胃前庭部のヘルニア内への脱出と胃体下部前壁の一部に壊死がみられたため，ヘルニア整復と胃壊死部楔状切除を行い，循環不全は回復した．

もともとヘルニアのために胃前庭部で狭窄が起こり，消化管閉塞症状が起こっていたところへ，胃前庭部がヘルニア囊内で絞扼したために胸痛が起こり，嵌頓部の拡張のため両心房および下大静脈の圧迫が起こり閉塞性ショックが起こったと考えられる．側腹部の腹壁静脈拡張からは下大静脈圧迫が前々からあったものと推測される．

> **Clinical Pearls**
> ・ショックの患者をみたときは，頸静脈の張り，呼吸音の音量の左右差，ラ音，胸部の打診，皮下気腫，心Ⅲ音，手足の皮膚温，浮腫を手がかりにショックの発症機序を分類することが重要である．
> ・閉塞性ショックの原因は，重症PE，心タンポナーデ，緊張性気胸以外に，巨大食道裂孔ヘルニアによるものもある．

Case 18 2週間続く発熱

酒見　英太

症例提示1　患者プロフィールと主訴

生来健康な機械工場勤務の22歳男性が，約2週間前（7月末）からの発熱と4日前からの頭痛で受診した．

診断推論1

健康な若年男性に発症した急性の発熱ゆえ急性感染症をまず疑うが，通常のウイルス（夏ならエンテロウイルスなど）による感染症にしては発熱が長引いているので，年齢からしてEBVによる伝染性単核球症（IM）やその類似疾患（他のヘルペス科ウイルスあるいはHIVによる感染症）を挙げたい．それゆえ，性交渉を含む曝露歴を詳細に聴取したい．頭痛は後発しているので，初めに上気道症状があったなら副鼻腔炎でもきたしているのかもしれないが，重篤化しうる除外すべき疾患として，髄膜炎・脳炎や脳膿瘍は考えておかなければならない．ほかに若人に起こる長引く発熱の原因として，自己免疫疾患やリンパ腫のような発熱性腫瘍も挙げておきたい．

症例提示2　現病歴・既往歴・使用薬物・社会歴・家族歴

当院初診の16日前より37℃台前半の微熱をきたし，時に非拍動性の頭痛を伴った．初診8日前より発熱が38℃台となり，背部，両下肢を中心に小紅丘疹が出現し，軽度の痛み・かゆみを伴った．皮疹は発熱時のみに出現するものではなく，市販の塗り薬を試したところ数日で消退した．7日前に発熱を主訴に近医を受診し胸部X線を撮られたが正常だったので，「夏風邪」としてアセトアミノフェンとクラリスロマイシンの処方を受けた．初診4日前より頭痛が再燃し発熱も39℃に達したが，3日前には外出できた．2日前には戦慄はなかったものの発熱は40℃に達し，頭痛も悪化したため救急外来を受診．しかし重症感も髄膜炎の所見もないため，アセトアミノフェンの処方のみでいったん帰宅させられた．頭痛は軽減したものの，発熱が改善しないため当科を受診した．

経過を通じて，意識変容，鼻症状・咽頭痛，咳・痰・胸痛・息切れ，悪心・嘔吐・腹痛・下痢，尿変化，背部痛・腰痛，関節痛，脱力・感覚障害はなく，食欲は保たれていた．病人・動物・虫との接触なく，野外活動・海外旅行・生もの摂取なし．常用薬物はなく，タバコ・アルコールは飲まず，性交はここ1年は1人のガールフレンドのみという．薬剤・食物にアレルギーなし．既往歴：特記すべきものなし．家族歴：結核，肝炎，膠原病いずれもなし．

診断推論 2

　生来健康な若い男性に発症した，増悪傾向を見せつつ 2 週間続いている発熱で，一過性の皮疹と頭痛以外に局所症状が乏しく，熱のわりに本人は比較的元気である．「夏風邪」をきたすエンテロウイルス属は髄膜炎をきたすことが多いので，抗生物質の処方は矛盾しているとしても，まずこれを考えるのは妥当である．頭痛は，鼻症状も伴わず，救急外来で髄膜刺激徴候のないことも確かめられており，アセトアミノフェンによく反応しているので，少なくとも急性副鼻腔炎や細菌性髄膜炎の可能性は小さいと考えられる．

　問題は，軽い頭痛以外にフォーカスのはっきりしない発熱が 2 週間以上続き，しかも上昇傾向を見せている点で，ウイルスならヘルペスウイルス科のものか HIV や肝炎ウイルス，細菌性なら肝臓や脾臓など実質臓器深部の膿瘍や感染性心内膜炎（IE），感染症でなかったら膠原病・血管炎あるいはサルコイドーシスやクローン病のような肉芽腫性疾患，さらに悪性リンパ腫や白血病のような発熱性の腫瘍を考え始めなければならない．

　性交以外の曝露歴が明らかでないので，感染症ならやはり IM，急性 HIV 感染症や B 型急性肝炎を考えたい．これらは一過性に紅丘疹をきたしてもよい．ただし，急性肝炎にしては元気で食欲も保たれているうえ，黄疸尿もきたしていないようである．膠原病・血管炎にしては，漿膜・滑膜の炎症症状や末梢神経症状をきたしていない．ただし，発熱とは一致しないとはいうものの一過性の小紅丘疹があったことから，咽頭痛や関節痛はないが成人発症 Still 病（AOSD）の可能性は考えておきたい．血液疾患で貧血をきたしていたら労作時の息切れ・動悸・易疲労感，血小板減少があれば皮膚粘膜の出血傾向が起こるだろうから，それらは尋ねておきたい．

症例提示 3

　さすがに高熱となって多少倦怠感は出てきたが，労作時の息切れ・動悸・易疲労，出血斑や口腔・鼻出血の自覚はない．

※Semantic qualifier を意識した病歴の要約
　生来健康な若年男性が，約 2 週間持続し徐々に増悪する発熱と，4 日前からの鎮痛薬に反応する頭痛で来院．食欲は保たれており，消えてしまった一過性皮疹と頭痛以外の局所症状はない．ステディな女友達との性交はあるが，それ以外の病原体への曝露機会はうかがえない．

 診断推論 3

　救急外来で髄膜刺激徴候は一度は否定されたというものの，頭部震盪痛の有無や頭部前屈テストは再確認したい．鼻声でないかにも気を配りたい．頭痛が熱源を示唆するものでないとすれば，フォーカスがはっきりしない発熱であるということになり，その場合は，身体診察の重要性が増すため，頭から足先まで徹底的な診察を行うべきである．EBV や HIV 感染，あるいは血液系腫瘍を考えるなら，口腔咽頭粘膜病変，リンパ節腫脹，肝脾腫や皮疹を入念に探したい．実質臓器深部の膿瘍は診察では捉えにくいが，もしかしたら肝脾腎の叩打痛があるかもしれない．肝臓の叩打痛があれば，急性肝炎も疑える．直腸診で前立腺や直腸周囲の圧痛がないかも一度は確かめておきたい．その際便潜血が陽性なら，腸管の感染症や炎症の可能性が上がってくる．IE を疑うなら，心臓の入念な診察と同時に結膜・眼底・四肢末梢の出血斑を探したい．

Case 18　2週間続く発熱

症例提示 4　身体所見

- 【概　観】栄養良好，だるそうだが意識清明．
- 【バイタル】T 39.2℃，BP 136/78 mmHg，P 76/分　整，R 18/分．
- 【皮　膚】背部と両大腿伸側に少数の座瘡跡あり，紅斑・出血斑なし，虫刺口なし．
  リンパ節：左前頸部に1.5〜2 cm大1個，左腋窩に1 cm大1個（いずれも可動性良好，弾性軟で圧痛あり），他の部位に有意な腫大なし．
- 【頭　部】振盪痛なし，結膜充血・蒼白・黄染・出血斑なし，鼻声・顔面圧痛なし，扁桃腫大・発赤・滲出物なく他の口腔咽頭粘膜も正常．
- 【頸　部】リンパ節以外に圧痛・腫瘤なし，甲状腺腫大・圧痛ともなし，前屈にて項部痛誘発なし．
- 【胸　部】呼吸音・心音とも清で副雑音なし，背部：圧痛・叩打痛なし．
- 【腹　部】平坦・軟，腫瘤・圧痛なし，肝腫大・叩打痛なし，脾臓は触れないが濁音界やや拡大．
- 【生殖器】病変なし，直腸診：肛門病変なし，圧痛・腫瘤なし，前立腺正常，茶色便の潜血陰性．
- 【四　肢】関節腫脹なし，浮腫なし．
- 【神経系】異常なし．

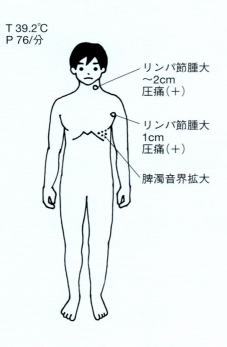

身体所見

　診断推論 4

　高熱の割に比較的除脈であることが目立つ．比較的除脈は，βブロッカーのような除脈をきたす薬剤を投与されていなければ，一般にウイルス，クラミジア，レジオネラ，サルモネラ，結核菌などの細胞内増殖性病原体による感染症，薬剤熱，中枢神経性発熱，悪性リンパ腫で起こりうる．

　髄膜炎や副鼻腔炎を示唆する所見はなく，頭痛は単に発熱に伴うもの febrile headache であったと考えられる．皮膚病変もこの時点では活動性のものはない．唯一有意な局所陽性所見として圧痛のあるリンパ節腫大があり，脾腫の存在も疑われる．とすれば，疑われる疾患は，ウイルス感染症（EBV，CMV，HIV），結核，AOSD（成人スティル病），サルコイドーシス，悪性リンパ腫である．なお薬剤性として抗けいれん薬が発熱＋リンパ節腫脹をきたすことがあるが，この患者には当てはまらない．

　したがって，検体検査として血算（CBC）と白血球分画（末梢血スメア），肝機能，ウイルス抗体価，HIV-RNA，ツ反あるいはインターフェロンγ放出試験（IGRA），STS，ACEあるいはリゾチーム，血液培養，画像検査として胸

部X線，腹部CTをまずチェックしたいが，それらで結論が出なければ，左前頸部のリンパ節生検を積極的に行いたい．

症例提示5　初期検査結果

【CBC】Hb 13.6 g/dL，WBC 2,100/μL（Neu 71％，Lym 19％，Mon 10％，異常細胞なし），Plt 13.4万/μL．
【生化学】AST 44 IU/L，ALT 27 IU/L，LDH 461（N<250）IU/L，ALP 230 IU/L．
【ウイルス検査】HBs-Ag（−），HCV-Ab（−），EBV-VCA-IgG（＋），EBV-VCA-IgM（−），EBNA（＋），CMV-IgG（＋），CMV-IgM（−），HIV RNA（−）．
【その他】QFN-Tb（−），STS（−），ACE 24.5（N<21.4）U/L，尿検査　正常．
【胸部X線】胸水（−），肺野正常，肺門・縦隔リンパ節腫大（−）．
【腹部CT】軽度脾腫（＋），肝腫大（−），腫瘍・膿瘍・腹水（−），腹腔内リンパ節腫大（−）．

診断推論5

上記検査の特徴は，顕著な白血球減少と軽い血小板減少，血球あるいはリンパ節由来を思わせる軽いLDHの上昇で，EBV・CMVともに既往パターンであり，HIV感染症も否定された．2系統の血球減少があるので，血球貪食症候群（HLH）をきたしていないかフェリチンを，男性ではあるがSLEがないかANAを測定しておきたい．前者が異常高値であれば骨髄穿刺をしてマクロファージによる血球貪食像が増加しているか確かめたいが，それを確かめたからといって，感染症関連か，自己免疫病関連か，腫瘍（主にリンパ腫）関連かの鑑別は結局他の手がかりに委ねられ，これまでの所見では本症例で後2者の可能性がより強く残っている．

肺野・縦隔・大動脈周囲ともに正常のようであるが，ACEがわずかに上昇しているので，体のどこかに肉芽腫が形成されている可能性は残っている．若年成人の発熱，リンパ節腫脹と白血球減少からは，壊死性リンパ節炎と悪性リンパ腫が疑われるため，もっとも大きい左頸部リンパ節の生検を行うべきである．

症例提示6　精査結果と最終診断

【血液培養】陰性×2セット．
【血清検査】ANA×80（Ho, Sp），ds-DNA抗体（−），CH$_{50}$ 75.9 U/mL，C3 132 mg/dL，C4 45 mg/dL，フェリチン578 ng/mL，toxoplasma-IgG（−），toxoplasma-IgM（−）．
骨髄穿刺（入院6日目）：NCC 4.2万，N/E＝6.9，異常細胞（−），血球貪食を示すマクロファージが多少増加，骨髄液の抗酸菌染色およびTb-PCR（−）．
左頸部リンパ節生検（入院9日目）：亜急性壊死性リンパ節炎（菊池病に合致）．

最終診断：組織球性壊死性リンパ節炎（菊池-藤本病）．

本症例のその後の経過

39℃を超える高熱と倦怠感が続くため，アセトアミノフェンの定期投与のみで経過検察をしていたら，入院8日目より発熱しなくなったので，同薬剤も終了．以後も無熱で全身状態も良好ゆえ，リンパ節組織診断の結果を得て入院14

日目に退院．2ヵ月後の外来フォローでも発熱やリンパ節腫脹の再発はなかった．

ところが退院8ヵ月後より上半身を中心に紅斑と関節痛をきたし，さらに4ヵ月後より発熱および胸膜痛と空咳が始まった．再評価をしたところ，ANA×160，抗DNA抗体（＋），SS-A抗体（＋），リンパ球680/μL（フェリチンは240 ng/mL）であり，紅斑の生検で基底膜にlupus band陽性であったためSLEと診断．プレドニゾロン30 mg/日を開始したところ，すべての症候に著効した．

結局，壊死性リンパ節炎は，本症例においてはSLEの先行部分症候であったと考えられる．

> **Clinical Pearls**
> ・若年成人の長引く発熱と頸部リンパ節腫脹が明らかな白血球減少を伴っている場合，急性HIV感染症，SLE，薬物副作用を除外したうえで，壊死性リンパ節炎や悪性リンパ腫を疑ってリンパ節生検をすべきである．
> ・壊死性リンパ節炎も，比較的除脈をきたしたり，血清ACEが軽度上昇しうる疾患のリストに入りそうである．

My Clinical Pearls（診断編）● 酒見　英太

病歴と身体所見を説明できない検査所見は邪魔！

そもそも検査は病歴と身体所見から疑った疾患を確定あるいは除外するためにオーダーされるべきであり，事前確率の推定なしに行われた検査は，無駄であるばかりか，時に邪魔になる．漫然と取った血液検査や漫然と撮った画像では，わずかな異常や病変を指摘し損ねる一方，偽陽性あるいは本筋とは関係のない「病変」に振り回されて，結果的に正診に到達するのが遅れ，患者の予後の悪化を招くことにもなりかねない．

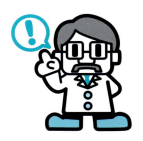

Case 19　1週間前から増悪する倦怠感

■金森　真紀

症例提示1　患者プロフィールと主訴

骨粗鬆症にて整形外科通院中も，デイサービスなど利用しつつ独居している83歳の女性が，1週間前から徐々に増悪する倦怠感を主訴に救急要請し来院した．

診断推論1

全身倦怠感という訴えのみでは，鑑別を絞り込むのは非常に困難（low yield）で，具体的に何を伴って「だるい」「調子が悪い」と表現しているのかをまずはっきりさせていく必要がある．

息苦しさ，動悸などの呼吸器/循環器症状，熱っぽさなどの炎症症状，関節/筋骨格系の痛み，そして起き上がりにくさなどの筋力低下，そして全体的な意欲の低下なのか，などについて問診を深め，少数のより具体的な主訴に落とし込んでいく作業を行う．

この症例のように独居の高齢者の場合，本人に対する問診だけで，詳細な倦怠感の内容を明らかにすることが困難な場合も多く，デイサービスでの様子や定期的に様子を観察している親族，ケアマネージャーなどがいないかどうかも確認しておいたほうがよい．

症例提示2　現病歴・既往歴・使用薬物・社会歴・家族歴

【現病歴】1週間前からデイサービスの回数が2回から3回に増え，その頃から疲れてきたと本人は思っている．入院当日午前に慢性的な足の傷を治療するために近医皮膚科を受診した．帰宅後より疲労感あり，昼食は摂らずに寝ていたが，徐々に倦怠感と息苦しさが強くなり，体熱感および脈の速さを自覚し，近所に住む姉に連絡し救急要請を頼んだ．頭痛，咳・痰，胸痛，起座呼吸，腹痛，下痢・黒色便，頻尿・排尿時痛，関節痛，悪寒戦慄・盗汗はなかった．

またADLに関しては，腰椎圧迫骨折による入院が2回続いた（下記参照）辺りから低下傾向ではあるが，デイサービスには入院の2日前まで姉とともに通っていた．歩行はシルバーカーを用い，排泄，食事も自立しており，金銭管理も自分で行っている．

【既往歴】65年前，肺結核にて在宅で1年間療養している．10年前，両側手指と肘の痛みと腫れをきたし，近医で血液検査結果から「リウマチの気がある」と言われて電気治療を受けたが，改善を認めず．通院は中断したが，3年前から痛みは自然消失した．4年前，右大腿頸部骨折．2年前と1年前には腰椎圧迫骨折にて入院．

【内服薬】アルファカルシドール　0.5μg　1T　朝後，アスパラギン酸カルシウム　200mg　3T分3，アレンドロネート　35mg　1T，起床時　週1回，酸化マグネシウム　330

　　　　　mg　3 T 分3.
【社会歴】元公務員で未婚，タバコは40歳代に5年間だけ10本/日程度，アルコールは機会飲酒のみ．
【家族歴】特記すべきものなし．
【アレルギー】なし．

 診断推論2

　倦怠感に随伴している症状は，呼吸困難および頻脈と体熱感であり，デイサービス利用や皮膚科受診ができていたことからは，急激な筋力低下や意欲の低下はなさそうである．骨粗鬆症に由来する度重なる骨折歴はあるが，今回明らかな転倒歴はなく，現在は関節痛も否定しているため，筋骨格系の痛みが倦怠感の原因とはなっていないようである．

　呼吸困難をきたす疾患として，肺，心臓，血液，呼吸筋の問題がありうるが，起座呼吸，浮腫・体重増加はなく心不全の可能性は低そうである．ただし頻脈の自覚があることからは，不整脈との関連はあるかもしれず，循環器系疾患は完全には除外できないだろう．また咳，痰，胸痛はないものの胸膜炎・心膜炎などの漿膜疾患由来の呼吸困難や頻脈の可能性も考えられ，吸気時に胸痛が誘発されないかを確認しておきたい．肺塞栓症に関しては，活動性，既往歴からは優先順位は低くなる．体熱感も併せて考えれば，感染症，なかでも高齢者に多い肺，尿路，胆道系，皮膚感染症などは常に考慮すべきであり，「足の傷」についても感染徴候がないかしっかりと見る必要がある．肺結核の既往が明らかになったため，結核もこの場合は念頭に入れて診察すべきであろう．体重減少や血痰の有無を確認しておきたい．消化管出血を示唆するような便通変化はなく，薬剤からも出血を助長させるものはないが，身体所見で貧血の有無は推定したい．薬剤では骨粗鬆治療薬としてビタミンD製剤を内服中であるため，高Ca血症を疑わせる多尿，口渇がないかは確認したい．高齢ではあるが10年前にさかのぼる両側の遠位関節腫脹・疼痛と血液検査で指摘された「リウマチの気」が膠原病を想起させるため，乾燥症状の有無，皮疹の既往につき聞いておきたい．

症例提示3　追加の質問に対する返答

　食欲はもともと細めだが変化なく，体重は年齢とともに徐々に減ってきてはいるが，急激な変化はない．吸気時の胸痛，血痰もない．2年程前から口渇と眼の乾燥感があり，飲み込みにくさも自覚している．多尿は認めず．足の傷に関しては，2年程前から冬から春先にかけて，足趾の色が紫色になって腫れることがあり，趾先に傷ができるため，皮膚科で処方された軟膏を塗っている．これは暖かくなると自然と改善する．最近の関節痛・腫脹の自覚はなく，皮疹も認めていない．

※Semantic qualifier を意識した病歴の要約

　ADLは保たれている自宅独居の高齢女性が，急性発症の倦怠感，体熱感，呼吸苦にて救急搬送された．胸痛や気道・消化器・尿路症状は認めず，消化管出血を示唆する病歴もない．肺結核と両上肢の遠位関節腫脹の既往があり，今日まで慢性に経過する乾燥症状と冬場のレイノー症状をもつ．

診断推論 3

病歴からは，心不全や貧血による呼吸困難の可能性を上げるものは引っかかっていないが，身体診察において，眼瞼結膜蒼白，頸静脈怒張，呼吸音減弱，喘鳴，ラ音，胸膜摩擦音，過剰心音，心雑音，浮腫，便潜血の有無について確認しておく．結核の可能性を考えると，胸部だけでなく，表在リンパ節腫大や椎体の圧痛や可動時痛も確認しておく．胸水の所見があれば，膠原病の可能性も考える必要があり，関節の熱感，腫脹，変形の具合や皮疹，足趾潰瘍の程度，変色の程度をしっかりと診察しておきたい．

症例提示 4　身体所見

【全　般】ややだるそう，意識清明，鼻声・嗄声・喘鳴なし，身長 143 cm，体重 30 kg．
【バイタル】T 39.2℃，BP 130/98 mmHg，P 140/分　不整，R 24/分，SpO$_2$ 95%（室内気）．
【頭　部】顔面浮腫なし，結膜に蒼白あり黄染なし，口腔咽頭粘膜正常．
【頸　部】頸静脈怒張あり，頸部リンパ節腫大なし，血管雑音なし，甲状腺正常．
【心　臓】Ⅰ・Ⅱ音亢進減弱なし，過剰心音なし，第 2 胸骨左縁にⅡ/Ⅵの収縮中期雑音あり，心膜摩擦音なし．
【胸　部】呼吸音に左右差なし，両肺底部に吸気中期から終末にかけての乾いたラ音あり．
【腹　部】軽い膨満あるが，打診にて鼓音で腸蠕動音は正常，軟で圧痛認めず．
【直腸診】圧痛・腫瘤なし，茶色便の潜血反応陰性．
【背　部】亀背あり，可動痛なし，脊柱叩打痛・傍脊柱筋の圧痛なし．
【四　肢】浮腫なく，発赤，熱感もなし．両側足背動脈は弱いが触知，両足に冷感・チアノーゼなし，第 2 足趾尖端にびらんがあるが感染徴候や圧痛を認めず．
【関　節】両手指尺側変位あり，両側第 1 指─5 指にスワンネック変形あり，MCP/PIP/DIP 関節の熱感・腫脹・圧痛なし，足趾は両側第 1 趾外反母指変形あり，肩・肘・手・股・膝・足関節の熱感・腫脹・圧痛なく変形・可動域制限なし．

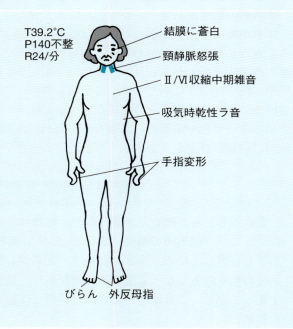

診断推論 4

バイタルより本人の言う「体熱感」と「速い脈」は，「発熱」と「頻脈性不整脈」としてドキュメントされた．

気道症状には乏しいが，発熱，ラ音あり，結核も含めた肺炎，胸膜炎のチェックのため胸部レントゲン検査は必須で，可能であれば抗酸菌を含む喀痰検査をしたい．呼吸数も多いので神経筋疾患によるⅡ型呼吸不全の否定に一度動脈血液ガス（ABG）をチェックしておきたい．心房細動と思われる頻脈性不整脈と頸静脈の怒張および両側下肺野のラ音があり，心不全の可能性があるため，心電図で不整脈の種類を確認しつつ，心エコー，BNP（脳性ナトリウム利尿ペプチド）をオーダーしたい．なお，高齢者に心房細動を認めた場合，一度は甲状腺機能を評価しておく．

さらに，両側手指の尺側変位とスワンネック変形，および乾燥症状やレイノー現象を認めていることからは，関節リウマチ（RA），全身性エリテマトーデス（SLE），強皮症，混合性結合組織病（MCTD），シェーグレン症候群や血管炎の可能性もあり，尿検査で蛋白尿および円柱の出現をみつつ，CBCおよび白血球分画，ESR，各種自己抗体（RF，CCP抗体，ANA，補体，dsDNA抗体，SS-A/-B抗体，ANCA）も提出しておく．貧血を認めればMCVに応じてさらなる検査をオーダーしたい．

症例提示 5　初期検査結果

- 【血液検査】Hb 7.1 g/dL, MCV 95.3 fL, Plt 13万/μL, WBC 3,900/μL（Neu 64%, Lym 30%, Eos 0%, Mon 6.0%），PT-INR 1.20, APTT 31.3秒, Na 138 mEq/L, K 3.8 mEq/L, Cl 106 mEq/L, BUN 16.4 mg/dL, Cre 0.8 mg/dL, T-Bil 0.4 mg/dL, AST 19 IU/L, ALT 9 IU/L, ALP 127 IU/L, γGTP 12 IU/L, CPK 37 IU/L, BNP 181 pg/mL, TP 6.6 g/dL, Alb 2.5 g/dL, CRP 10.6 mg/dL, ESR 119 mm/時, TSH 3.89 μIU/mL, FT4 1.05 ng/dL, ABG：pH7.49, PCO_2 27.3 torr, PO_2 160 torr, HCO_3^- 22.9 mEq/L, 膠原病マーカー（結果未着）．
- 【検　尿】pH7.0, 比重 1.015, 蛋白（+/−）, 潜血（−）, WBC 10～14/HPF, 円柱認めず．
- 【胸部X線】CTR 63.4%, 肺うっ血なし，右下肺野に網状影あり，右CPAは鈍，結節・腫瘤・異常石灰化なし．
- 【心電図】心房細動（HR：150～170）．
- 【心エコー】LVDd 38 mm, LVDs 25 mm, EF 67%, IVSth 11 mm, PWth 11 mm, LAD 31 mm, E/A>1, E/e' 13.1（やや拡張障害あり），少量の心嚢水・右胸水あり，IVC径 7 mmで呼吸性変動あり．

診断推論 5

炎症マーカーは高値であるが，WBCは低めで，リンパ球数は 1,200/μL と少なく，正球性貧血と合わせて汎血球減少傾向あり．右に少量の胸水がありそうで漿膜炎の存在を疑わせる．両側手関節のスワンネック変形からは，RAを想起させるが，血球数の動きからはSLEによる関節周囲軟部組織の炎症によるJaccoud関節の可能性も考えなければならない．この場合，身体診察で変形が簡単に整復できるかどうかと，単純X線写真（Xp）で関節破壊の有無を確認すればよい．

症例提示6　精査結果と最終診断

【各種自己抗体】ANA 640倍（均一型/斑状型），dsDNA-IgG抗体 21 IU/mL，C_3 61 mg/dL，C_4 10 mg/dL，CH_{50} 14（CH_{50}/mL），SS-A/Ro抗体 64倍，SS-B/La抗体 1.0倍．
【手指Xp】両第2-5MCP関節亜脱臼あり，両第2-5PIP関節過進展あり，骨びらん・浸食像はなし．
【Schirmer試験】右3 mm，左5 mmで陽性，角膜糜爛あり．
【Gum試験】5 mL/10分．

その後，頻脈発作出現時に再度心エコー施行した際には，右心系のcollapseは伴わない心嚢水の全周性の増加（最大23 mm）を認めた．

最終診断：SLE（Jaccoud関節，漿膜炎，シェーグレン症候群を伴う）．

表6　SLEにおける発症年齢による所見の違い[1]

〈症候〉(%)	50歳以上発症 初発	50歳以上発症 経過中	50歳未満発症 初発	50歳未満発症 経過中
関節炎	40	65	65	82
Malar rash	20	28	31	**56**
光線過敏	15	15	18	**34**
腎症	3	20	7	**40**
筋炎	10	**20**	3	7
レイノー現象	23	30	18	29
血管炎	5	13	5	13
漿膜炎	18	33	11	30
肺疾患	5	10	2	4
神経精神	5	13	8	21
血小板減少	10	25	6	21
溶血性貧血	8	13	2	7
発熱	13	40	20	44
心筋症		3		6
血栓症		15		15

〈検査値〉	50歳以上発症	50歳未満発症
dsDNA（U/mL）	33.9	**50.4**
C_3（mg/dL）	72.8	67.8
C_4（mg/dL）	23.9	22.0
CH_{50}（/mL）	41.1	39.1
免疫複合体（%）	22.8	29.0
抗リン脂質抗体陽性（%）	**63**	39
SS-A抗体陽性（%）	10	**38**
SS-B抗体陽性（%）	5	15
RNP抗体陽性（%）	5	17
抗Sm抗体陽性（%）	13	18

（太字：有意差あり）

Clinical Pearls

- 倦怠感や発熱のような非特異的症状に対しては詳細な病歴聴取と身体所見からさらなる手がかりを探るべし．
- 関節症状，乾燥症状，あるいはレイノー現象の存在はやはり膠原病の可能性を高める．
- 手指のスワンネック変形で，他動的に整復可能かつ骨破壊を伴っていない場合は，SLEに伴うJaccoud関節を疑う．
- 高齢発症のSLEでは，関節炎，レイノー症状，漿膜炎が比較的よく見られる（表6）．

文献

1) Font J, Pallarés L, Cervera R, et al.: Systemic lupus erythematosus in the elderly: clinical and immunological characteristics. Annals of the Rheumatic Diseases 50: 702-705, 1991

Case 20 下肢に強い四肢のしびれ

■ 酒見 英太

症例提示1 患者プロフィールと主訴

10年以上前に薬物治療抵抗性の甲状腺機能亢進症に対し甲状腺右葉切除を受けた以外に著患を知らない57歳男性が，7年前からきわめて徐々に進行してきた両下肢末梢のしびれと1年前に加わった両手掌のしびれ感を主訴に紹介受診した．

診断推論1

患者の訴えている問題は，慢性かつ緩徐進行性の，四肢末梢の左右対称性（glove & stocking型，下肢優位）の感覚障害であるため，sensory polyneuropathyといえる．一般にpolyneuropathyはmotor優位かsensory優位かでそれぞれ**表7**のような疾患を想起すればよいので，本症例ではまず，飲酒状況，自律神経症状，浮腫，貧血症状，体重減少，口渇・多飲・多尿の有無や使用薬剤を聞き出したい．

表7 Polyneuropathy の ABCD

Motor＞sensory	Sensory＞motor
AIP	Alcoholic neuropathy
	Amyloidosis
Barré-Guillain syndrome	B deficiencies
	Burning feet & RLS
CIDP	Carcinomatous (paraneoplastic) neuropathy
Crow-Fukase syndrome	
CMT disease	
Diphtheria	DM
	Drugs

AIP：acute intermittent porphyria,
CIDP：chronic inflammatory demyelinating polyneuropathy
CMT：Charcot-Marie-Tooth
RLS：restless leg syndrome
DM：diabetes mellitus
（秋口一郎，亀山正邦：新・神経疾患診察の手引き第2版．p25，エーザイ，東京，2004[1]より引用改変）

症例提示2 現病歴・既住歴・使用薬物・社会歴・家族歴

7年前に両足底にビリビリしたしびれ感が始まり，きわめて徐々に進行して現在両足首より遠位がしびれている．1年前からは両手掌に同様のしびれ感が始まり，最近は両前腕に広がってきたため，3ヵ月前から他院を受診し頸椎・腰椎MRI，胸部CT，神経伝導速度検査を受けるも，C5-7の軽い頸椎変形を指摘されただけで原因はわからず．同院から処方された経口メコバラミン500μ×3/日は無効であったが，10日前から処方されたプレガバリンによって前腕のしびれ感は7～8割改善している．他に薬は飲んでいない．

10年以上前の甲状腺機能亢進症に対する甲状腺術後より甲状腺関連薬は飲まず，食欲は良好（ただし肉嫌い）で，慢性の便秘に対し2～3日に1度浣腸して出している．発汗は普通で，浮

腫もなく，体重は73〜75 kg（身長179 cm）でずっと安定している．足のしびれが不快で夜間覚醒することがたびたびあり，月に1〜2回は夜間のこむら返りも起こす．しゃがんでいるとふくらはぎが突っ張って立ち上がりにくくなることがよくある．頻尿はないが排尿の勢いが落ちていることは自覚している．労作時の動悸・息切れ，立ちくらみ・ふらつきや口渇・多飲・多尿はない．

上記甲状腺疾患以外に特に既往歴や手術歴はない．漢方薬，サプリメントを含め常用薬はない．煙草は吸ったことがなく，アルコールも基本的に飲まず，30代までは2〜3ヵ月に1回の機会飲酒でビール大ジョッキ3杯は飲めたが，ここ10年ばかりは弱くなったと自覚しているのでほとんど飲んでいない．食物や薬物にアレルギーはない．

食品製造工場に勤め，妻と娘との3人暮らし．会社の健診は毎年受け今年も2ヵ月前に受けたが特に異常を指摘されていないという．血縁者に手足のしびれを訴えていた者はいない．

診断推論 2

アルコール多飲はなく，おそらくビタミンB_{12}の十分な補充は受けているし，体重減少や口渇もなく，胸部CTも異常なかったとのことゆえ，アルコール性神経障害と亜急性連合性脊髄変性症，ならびに進行した癌や糖尿病の可能性は低下した．ただし，もともと肉嫌いであり，7年間も症状があったようなので，3ヵ月間の経口B_{12}補充ではもはや症状の改善しないB_{12}欠乏性神経障害の可能性はわずかに残る．アミロイドーシスやビタミンB族欠乏症は身体所見や検査でも否定したい．

一方，足のしびれが不快でたびたび夜間覚醒をしていることから，ムズムズ脚症候群（Restless Legs Syndrome）は疑うべきであり，一般に**表8**のような鑑別疾患があるので，本症例に当てはまりうるものは検査すべきであると考える．

この中で妊娠は除外でき，糖尿病もすでに考慮はしており検査予定である．進行した腎不全を思わせる症状はなく，おそらく尿検査も含まれているであろう会社健診でも異常は指摘されていないようである．パーキンソン病を疑わせる病歴は強いていえば便秘であろうが，軽いものでも動作障害，振戦や嗅覚の低下に気づいていないか確認しておきたい．多発性硬化症は患者の年齢と他の神経症状のないことから考える必要はないであろう．中年男性が鉄欠乏をきたすとなれば慢性の消化管出血を除外しなければならないので，体重減少はなく，貧血を疑わせる労作時の動悸・息切れはないようだが，胸焼けや便の色は聞いておきたい．

表8 ムズムズ脚症候群をきたす病態

慢性腎不全（透析）
妊娠
鉄欠乏症
糖尿病
パーキンソン病
多発性硬化症
下肢静脈不全
薬剤，その他

Tarsy D：Clinical manifestations and diagnosis of restless legs syndrome in adults. UpToDate（last updated：Feb 11, 2014[2]）より引用改変

症例提示3　追加の質問に対する返答

歩行や書字・ボタンがけに不自由を感じたことはなく，嗅覚低下の自覚もない．胸焼けや嚥下障害も自覚していない．浣腸はしているが，便の色に異常を感じたことはない．

Case 20 下肢に強い四肢のしびれ

> ※Semantic qualifier を意識した病歴の要約
>
> 甲状腺半切を受けた既往はあるものの長年臨床的に正甲状腺の非飲酒中年男性が，きわめて緩徐に進行する，メコバラミン無効，プレガバリン一部有効の，四肢末梢に強い左右対称性感覚障害を訴えて来院した．便秘はあるが体重変化はなく，運動耐容能低下も運動障害もない．四肢末梢優位のしびれは下肢に強く夜間覚醒を頻繁にきたしている．

 診断推論 3

　身体診察では，アミロイドが侵す small fiber neuropathy として自律神経機能低下がないかをみるために起立性血圧・脈拍変化を✓したい．鉄欠乏に関連して，結膜や口腔粘膜の蒼白ともに強膜の白色に青味がかかっていないか，腹部の圧痛や腫瘤がないか，直腸診で便潜血反応を✓したい．なお，直腸診にて前立腺肥大（BPH）は認められるかも知れない．下肢静脈瘤は立位をとらせて確かめる．神経学的診察では，しびれを訴える部位に表在・深部知覚低下があるのかどうかと，Romberg 徴候，錐体外路徴候がないかを✓したい．

症例提示 4　身体所見

【全　般】健康そうで栄養も良好な中年男性，意識・認知機能，気分・表情ともに正常．
【バイタル】T 36.7℃，R＜18/分，臥位 BP 125/71 mmHg，P 55/分→立位 BP 122/78 mmHg，P 62/分　整．
【頭　部】結膜蒼白なし，強膜の青味ははっきりしない，瞳孔に左右差なく対光反射は正常，眼球運動正常，舌・口腔粘膜に異常なし，顔面に出血斑なし．
【頸　部】右前下に横切開瘢痕あり，甲状腺左葉に腫大なし，リンパ節腫脹なし．
【胸部・腹部・背部】聴診上異常なし，腫瘤・肝脾腫なし，圧痛・叩打痛なし．
【直腸診】肛門病変なし，圧痛・腫瘤なし，前立腺正常範囲，茶色便付着→便潜血（ヒトHb）陰性．
【四　肢】浮腫・静脈瘤なし，四肢とも視診上皮膚は正常，足はやや冷たいが両足背動脈の拍動良好，手掌は適度に発汗あり，四肢に表在知覚・振動覚の低下なし，腱反射は四肢ともに 1+ で左右差なく弛緩も遅くない，固縮はなく誘発もされず，振戦なし．
【神　経】（上記以外）脳神経正常，構音正常，筋力低下なく歩行正常，Romberg 徴候陰性．

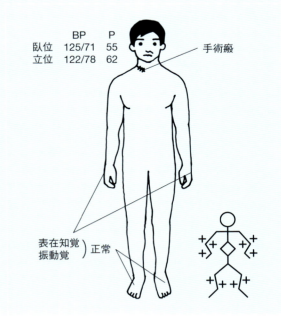

診断推論 4

アミロイドーシスやDMによる自律神経障害を疑わせる起立性低血圧はない．自覚症状が強い割には四肢末梢の感覚低下を認めていないうえ，腱反射も正常，脊髄後索も侵されていないようである．Parkinsonismも下肢静脈不全もない．血液検査上鉄欠乏を認めたら消化管内視鏡検査をオーダーする必要が出てくる．

症例提示 5　初期検査結果

【血液検査】BUN 17.5 mg/dL，Cre 0.86 mg/dL，Ca 9.7 mg/dL，IP 2.9 mg/dL，Mg 2.5 mg/dL，Na 145 mEq/L，K 3.9 mEq/L，Cl 107 mEq/L，随時血糖 105 mg/dL，HbA1c（NGSP）5.4%，TP 7.5 g/dL（Alb 66.2%，α1-glob 2.2%，α2-glob 7.9%，β-glob 9.1%，γ-glob 14.6%，M蛋白なし），IgG 1175 mg/dL，IgM 68 mg/dL，IgA 167 mg/dL，AST 22 IU/L，ALT 16 IU/L，LDH 214 IU/L，ALP 273 IU/L，TSH 3.84 μIU/mL，FT4 0.86 ng/dL，ESR 3 mm/時，WBC 3600/μL，Hb 14.2 g/dL，MCV 89.8 fL，Plt 17.5万/μL，Fe 47 mg/dL，TIBC 433 mg/dL，フェリチン 9.4 ng/dL，ビタミン B_{12} 425 pg/mL．
【尿検査】蛋白（−），潜血（−），ベンスジョーンス蛋白（−）．

 診断推論 5

腎不全，糖尿病はなく，アミロイドーシスの可能性もぐっと下がった．ビタミン B_{12} の補充も十分なようである．特筆すべきは貧血に至らない鉄欠乏状態である．これがムズムズ脚とも呼べる症状の原因であるかどうかは，補償療法を施してみて症状が改善するかどうかをみる必要がある．また，同時に中年男性における鉄欠乏の原因として消化管出血をきたす病変の精査が必要である．

症例提示 6　経過と最終診断

メコバラミンは中止し，初診の2週間後よりクエン酸第一鉄 25 mg/日（半錠/日）を開始したところ，1ヵ月ほど経過してからフェリチンが上昇しだすとともに両手のしびれは消失し，下肢のしびれおよび不快感が明らかに改善し始めた．プレガバリンは 75 mg を眠前に飲んでいたものを初診の6週間後より 25 mg に，さらに8週間後より 25 mg 隔日に減量後，鉄剤開始3ヵ月後には完全に中止できた．5ヵ月後には Hb 15.2 g/dL，MCV 88.7 fL，Fe 77 mg/dL，TIBC 382 mg/dL，フェリチン 49.6 ng/dL と検査値が改善した時点で，日常生活では気にならない程度の両足のわずかなストッキング型のしびれ感が残るのみで，下肢の不快感は完全に消失していた．
一方，消化管出血の精査として行った上部消化管内視鏡ではグレードMの軽微な逆流性食道炎と萎縮性胃炎を指摘されたのみ（小斑状血管拡張部位があったため生検も悪性所見なし）であり，下部消化管内視鏡検査には難色を示したため，間隔をあけて計3回行った便潜血検査（ヒトHb）はすべて陰性であった．肉以外でも鉄の豊富な食餌を摂る指導をし，鉄剤中止半年後も Hb 14.9 g/dL，MCV 86.8 fL，Fe 142 mg/dL，TIBC 376 mg/dL，フェリチン 42.4 ng/dL を維持できていたため，持続性の消化管出血はないものと考えた．下肢のしびれや異常感覚の再燃はきたさなかった．

Case 20 下肢に強い四肢のしびれ

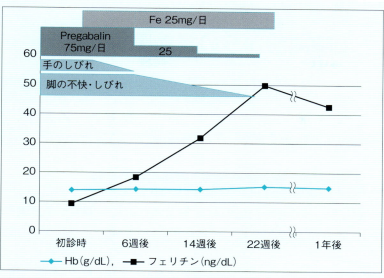

図 14 臨床経過

最終診断：鉄欠乏症によるムズムズ脚症候群．

> **Clinical Pearls**
> 1．下肢に強い sensory polyneuropathy で夜間に不快が強い場合はムズムズ脚症候群（restless legs syndrome：RLS）も念頭において鑑別診断を考える．
> 2．貧血をきたさない程度の鉄欠乏でも RLS は起こり，鉄剤の補充で改善が期待できる．
> 3．鉄剤の補充は活動性の出血がない限り，クエン酸第一鉄 25 mg（＝半錠）/日で十分である[3]．この量でも優に消化管の吸収能力の上限（～10 mg/日[4]）を超えており，容量依存性の副作用（消化器症状）も軽減できるためアドヒアランスの向上も期待できるからである．

文　献

1) 秋口一郎, 亀山正邦：新・神経疾患診察の手引き 第2版. エーザイ, 東京, p25, 2004
2) Tarsy D：Clinical manifestations and diagnosis of restless legs syndrome in adults. UpToDate (last updated：Feb 11, 2014)
3) Rimon E, Kaganski N, Kaganski M, et al.：Are we giving too much iron? Low dose iron is effective in octogenarians. Am J Med **118**：1142-1147, 2005
4) Hultén L, Gramatkovski E, Gleerup A, et al.：Iron absorption from the whole diet. Relation to meal consumption, iron requirements and iron stores. Euro J Clin Nutr **49**, 794-808, 1995

Case 21　1時間前からの意識障害

植西　憲達

症例提示1　患者プロフィールと主訴

うつ病，統合失調症，糖尿病，拡張型心筋症のある39歳男性が1時間前から意識変容をきたして来院した．

 診断推論1

糖尿病患者の急性の意識変容であり，まずは低血糖（→SU剤やインスリンの使用状況やコンプライアンス，普段の糖尿病のコントロール状況，低血糖を示唆する発汗や焦燥感，動悸，けいれん，手の震えなどを✓），糖尿病性ケトアシドーシス，非ケトン性高浸透圧状態（→口渇，多飲，多尿，最近の体重減少を✓），腎不全による尿毒症（→これまでの腎症の有無，浮腫，尿量減少を✓）によるものを思い浮かべる．精神疾患があり，アルコール多飲，精神疾患に使用される薬剤の過量服用の可能性も考える必要がある（→内服薬やコンプライアンスの確認，精神疾患のコントロール状況，過量内服をさせる誘因となるような出来事の有無を✓）．水多飲や精神病薬による抗利尿ホルモン分泌異常症（SIADH）を原因とする低Na血症の可能性も考慮する（→多飲の有無，頭痛，倦怠感，嘔気を✓）．発症が急性であり，糖尿病があることから脳血管障害の可能性も考慮する（→左右非対称な神経巣症状がないかを✓）．（p.7 表1参照）

症例提示2　現病歴・既往歴・使用薬物・社会歴・家族歴

もともとうつ病，統合失調症，糖尿病，拡張型心筋症があり近医で内服加療されている患者．仕事には就かず，妻と同居している．内服薬は自己管理をしておりコンプラインアンスは良くI-ADLも自立していた．うつ病，統合失調症は10年前からあり，症状は落ち着いていた．また糖尿病はHbA1c（NGSP）6％台とコントロール良好であり，腎症や網膜症，神経障害はなかった．ただ高度肥満があり，体重の減量は思わしくなかった．拡張型心筋症は労作時呼吸困難をきっかけに3年前に診断されており，β遮断薬，アンギオテンシン受容体拮抗薬，抗アルドステロン薬にて心不全症状なく10ヵ月前の心超音波で左室駆出率は正常となっていた．

2週間前より腰痛のため近医でロキソプロフェン120 mg/日が処方されており，腰痛は改善していた．

来院1週間前に妻と離婚の話があり，気分の落ち込みがみられ，食欲が普段の1/3程度に低下していた．来院前日夜に別住まいの両親に「お世話になりました」というメールを送信したため，両親は2時間後に様子を見に行ったが，特に変わった様子はなく会話もできていた．しかし心配した両親は患者の家に泊まって様子をみにした．来院当日は朝になっても起き

てこずベッドで寝ていたが，話しかけると普通に応答があった．15時ごろにトイレに行くといって歩き出したが，ふらついて座り込んで動けなくなった．起き上がらせようとしても四肢に力が入らない状態であり，話しかけてもうわごとのようなことをいっているため当院へ救急搬送された．本人の部屋や家の中に内服薬の空き容器や酒瓶は見当たらなかったという．体重減少，発汗，動悸，手の震え，下痢，最近の口渇，多飲，多尿，左右差のある脱力，目撃されたけいれんはなかった．

既往歴：3年前から糖尿病，拡張型心筋症，高尿酸血症，10年前からうつ病＋統合失調症．

常用内服薬：ビソプロロール5 mg/日，カンデサルタン4 mg/日，スピロノラクトン25 mg/日，アロプリノール400 mg/日，ランソプラゾール15 mg/日，アルプラゾラム2.4 mg/日，ラモトリギン100 mg/日，パロキセチン12.5 mg/日，メトホルミン500 mg/日，シタグリプチン50 mg/日，ピオグリタゾン15 mg/日．2週間前よりロキソプロフェン120 mg/日．

生活歴：無職，喫煙なし．飲酒はまれ．違法薬物使用歴なし．

家族歴：特記事項なし．

 診断推論2

この症例で重要なことは，妻との離婚の話というストレスがあり，自殺をほのめかすメールの後に意識変容が出現している点である．処方薬過量服用や多量飲酒の痕跡は見つからなかったものの過量服用の可能性を強く考えておく必要がある．また，内服薬や酒だけでなく，なんらかの毒物，違法薬物などの服用の可能性も探る必要がある．とすると周囲に異臭がなかったか等，本人の部屋の様子を詳細に調べる必要がある．

食事摂取量は減少していたものの使用薬剤が低血糖を起こしにくいものばかりであり，低血糖が意識変容の原因である可能性は低い．糖尿病のコントロールは良好であったが，感染症や心血管イベント，薬剤の自己中断がある場合は糖尿病性ケトアシドーシス，非ケトン性高浸透圧状態の可能性がある（→発熱，悪寒，戦慄，胸痛，直近1週間の服薬状況を✓）．拡張型心筋症があるにもかかわらず，ピオグリタゾンが処方され，2週間前からロキソプロフェンが処方されている．これら薬剤による心不全の増悪を考えておく必要がある（→浮腫，労作時呼吸困難，夜間発作性呼吸困難の有無を✓）．一方，糖尿病患者でロキソプロフェンの内服および食欲低下があるため，腎不全を起こした可能性もあるので，浮腫の増悪，尿量の減少の有無を確認する．腎不全による尿毒症やメトホルミン血中濃度上昇によるアシドーシスも考えておく必要があるだろう．もし低Na血症があれば，多飲は観察されていないので水中毒の可能性は低いであろうが，SIADHの可能性は残る．脱力はあるようだが，左右差のある麻痺はなく脳血管障害の可能性は下がる．

症例提示3　追加の質問に対する返答

両親に確認したところ，発熱，悪寒，戦慄，最近の浮腫の増悪，労作時呼吸困難，夜間発作性呼吸困難などの訴えはなく，尿量の減少の有無は不明であった．本人の部屋に特に変わった様子はなかった．洗剤や殺虫剤などを使用した形跡もなく，農薬や殺鼠剤などは家になかった．

> ※Semantic qualifier を意識した病歴の要約
> 　内服薬でコントロール良好のうつ病，統合失調症，糖尿病のある壮年男性が，2ヵ月前より腰痛に対してロキソプロフェンを内服していた．1週間前の離婚話の後，自殺をほのめかすメールを両親に送った翌日に意識変容をきたして受診した．周囲に明らかな薬物，毒物過量服用の痕跡は見当たらなかった．

 診断推論 3

　薬物過量服用の可能性があるため身体所見では，薬物中毒による徴候（Toxidrome）があらわれていないかを確認する．内服薬のリストを確認すると，ベンゾジアゼピンや抗けいれん薬といった鎮静作用がメインとなる薬剤があり，これらについては意識変容以外に呼吸抑制がないかを確認する．パロキセチン過量服用ではセロトニン症候群を起こしうる（→高体温，頻脈，発汗，紅潮，下痢，眼球クローヌス，ミオクローヌス，腱反射亢進を✓）．β遮断薬，アンギオテンシン受容体拮抗薬，抗アルドステロン薬では血圧低下，徐脈（β遮断薬）や高カリウム血症がみられる．メトフォルミンは過量服用で乳酸アシドーシスを起こしうる（→Kussmaul呼吸を✓）．複数の薬剤を飲んでいることも考えられ，これらの徴候が合わさって出ていることも考慮する必要がある．

　内服している糖尿病薬は低血糖を起こしにくいものの，摂食不良もあり，すぐに施行可能な血糖チェックはバイタルチェックと同時に行う．糖尿病性ケトアシドーシスでみられる呼気のアセトン臭やKussmaul呼吸の確認をする．尿毒症の徴候である呼気尿臭や羽ばたき振戦の確認も行う．

　心不全を思わせる症状はないが，拡張型心筋症の既往があり，ピオグリタゾンの常用と最近のロキソプロフェンの使用があるため，心不全の徴候がないかも確認する（→頸静脈怒張，肺ラ音，Ⅲ音，浮腫を✓）．脳血管障害や中枢神経障害の可能性や障害の程度を探るため神経学的所見の確認も重要である．

症例提示 4　身体所見

【全　般】身長 164 cm，体重 104 kg．BMI 38.6．意識レベル $E_2V_3M_6$．よくわからない言葉を小さく早口で発するが従命可能で，簡単な質問にのみうなづきで応答可能．発汗なし，失禁なし，迅速血糖検査 190 mg/dL．

【バイタル】T 32.8℃（直腸温），BP 111/49 mmHg，P 117/分　整，R 23/分・Kussmaul呼吸あり，呼気特異臭なし，SpO_2 100%（室内気）．

【頭　部】顔面は紅潮している．眼瞼結膜蒼白なし，眼球結膜黄染なし，眼球および眼瞼結膜充血あり．眼瞼浮腫なし，眼底鏡検査は嫌がるためできず．アセトン臭や尿臭なし，口腔内乾燥あり．

【頸　部】甲状腺腫なし，頸静脈は首が太いためよく見えず．表在リンパ節触知せず．項部硬直なし．

【胸　部】腋窩乾燥あり，呼吸音清，肺に副雑音なし，過剰心音や心雑音なし．

【腹　部】肥満，腸雑音正常，軟，圧痛なし．肝縁触知せず，肝叩打痛なし，脾濁音界の拡大なし．

【背　部】肋骨脊柱角（CVA）に圧痛なし．

【陰　部】腫瘤・圧痛なし．膀胱バルーン留置後薄い色の尿の流出多い．便潜血陰性．

【四　肢】下腿浮腫なし．

【神　経】瞳孔左右同大 3 mm，対光反射あり，眼球クローヌスなし．顔面の左右差なし，明ら

かな四肢麻痺なし，深部腱反射左右差なく正常，クローヌスなし．筋固縮なし，Babinski 徴候陰性，感覚は左右差なく正常，羽ばたき振戦なし．

身体所見

BMI 38.6
GCS E₂V₃M₆
T 32.8℃
BP 111/49mmHg
P 117/分 整
R 23/分（Kussmaul 呼吸）

- 結膜充血
- 腋窩乾燥

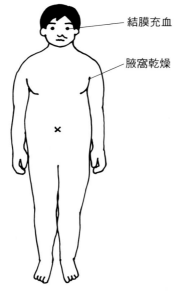

診断推論 4

血糖は 190 mg/dL であり，低血糖や高血糖による意識障害は考えられない．低体温，頻脈，頻呼吸と SIRS の徴候があり，背景に敗血症がある可能性も考慮する必要があるため，血球数と白血球分画，胸部 X 線，尿検査，血液培養といった感染症検索目的の検査が必要である．意識変容もあり頭部 CT および髄液検査も行う．Kussmaul 呼吸を認めており，代謝性アシドーシスの存在を疑わせる．本例では腎不全，乳酸アシドーシスによるものの可能性があるので，腎機能，動脈血液ガス，乳酸値測定を行う．予想外の薬物の使用の可能性は否定できず血漿浸透圧ギャップの測定，尿中迅速薬物検査を行う．身体所見上心不全を思わせる徴候はない．脱水を思わせる病歴と身体所見があるにもかかわらず薄い色の尿の流出が多いことは，何らかの浸透圧利尿を疑わせる．

症例提示 5　初期検査結果

【血液検査】WBC 61,300/μL（Meta 5%，Band 13%，Seg 53%，Lym 22%，Mon 7%），Hb 14.2 g/dL，Plt 43.4 万/μL．BUN 22.6 mg/dL，Cre 3.93 mg/dL（1 ヵ月前は 0.6 mg/dL），Na 143 mEq/L，K 6.5 mEq/L，Cl 93 mEq/L，Ca 10.8 mg/dL，TP 8.3 g/dL，Alb 5.1 g/dL，T-Bil 0.4 mg/dL，AST 51 IU/L，ALT 28 IU/L，ALP 296 IU/L，γGTP 40 IU/L，LDH 521 IU/L，CK 264 IU/L，UA 7.3 mg/mL，Glu 203 mg/dL，HbA1c 6.7%，CRP 1.5 mg/dL．T-Chol 186 mg/dL，血清浸透圧 287 mOsm．PT 活性 56%，PT-INR 1.50，APTT 34.9 秒．

【動脈血（室内気）】pH 6.771，PaCO₂ 20.0 mmHg，PaO₂ 110 mmHg，HCO₃⁻ 2.8 mmol/L，乳酸 162.3 mg/dL（18 mmol/L）．

【尿 検 査】pH 6.0，蛋白（1+），潜血（2+），尿糖（−），ケトン（−），RBC 0-2/HPF，WBC 0/HPF，顆粒円柱 3 個/全視野．

【随時尿電解質】Na 126 mEq/L，K 5 mEq/L，UN 33 mg/dL，Cre 22.5 mg/dL，浸透圧 337 mOsm→TTKG 0.66，FEUN 25.5%．

【尿中薬物検査】大麻（−），コカイン系薬物（−），ベンゾジアゼピン（−），バルビツール（−），三環系抗うつ薬（−），覚醒剤（−）．

【胸部X線（臥位）】CTR：61％，肺野に異常陰影なし．
【心電図】HR 110/分，洞調律，正常軸，T波はテント状．
【頭部CT】頭蓋内出血なし．
【髄液検査】細胞数1/μL，蛋白38 mg/dL，糖100 mg/dL．

 診断推論5

　SIRS，左方移動を伴う著明な白血球増多と乳酸上昇を伴う代謝性アシドーシスがあり，やはり敗血症の可能性を考える必要がある．膿尿はなく，胸部X線に浸潤影なく，髄液検査でも髄膜炎はなく，身体所見上感染源は不明ではあるが胸腹部CTや腹部エコーなどの画像検査を行い，何らかの感染源がないかを探る必要がある．再び身体所見を確認して，結膜点状出血や手足のOsler結節やJaneway病変など感染性心内膜炎の徴候がないかを確認したい．血液培養の結果にも注目する．

　本症例では著明な血漿乳酸上昇とアニオンギャップ開大性代謝性アシドーシスを認める．尿ケトン体は陰性であり，アシドーシスの原因としては乳酸と腎不全によるものが考えられる．乳酸アシドーシスの原因は敗血症でもありうるが，腎不全の存在＋メトフォルミンの内服歴があり，今回メトフォルミンを大量内服したかも知れないとすると，さらにそれによる乳酸アシドーシスの可能性が上がる．メトフォルミンによる乳酸アシドーシスでも意識変容はありうる．メトフォルミンの血中濃度の測定を研究機関に提出したい．血漿浸透圧ギャップの開大はなくエタノールなどの浸透圧物質の摂取は考えられない．

　腎不全も認めるが，尿所見は特記すべきものがなく，画像検査で腎後性を否定する必要はあるが，FEUNは25.5％（スピロノラクトン内服がありFENaは不正確）と腎前性を示唆する．食事摂取不良とロキソニンの内服，スピロノラクトンの内服があることで説明がつく．加えてTTKGが低い高K血症を認める．これもカンデサルタンとスピロノラクトン使用の影響が疑われるため，メトフォルミンも含め，これらの大量内服がなかったかを本人の意識障害が回復した時に確認したい．

症例提示6　精査結果と最終診断

1．身体所見上，結膜点状出血や手足のOsler結節，Janeway病変，皮疹なし．
2．経胸壁心超音波で疣贅や弁逆流なし．血液培養，尿培養，髄液培養はすべて陰性であった．
3．胸腹部CTで異常所見なし．水腎症なし．
4．来院後1時間程経過して，徐脈，血圧60台と低下を認め心電図上Wide QRSとなった．血清K値は8.1 mEq/Lとなり，生理食塩水の急速輸液，グルコン酸Ca，重炭酸Naの静注を行い緊急透析および血液灌流を行った．透析開始後30分程度でバイタルサインは安定し12時間後には代謝性アシドーシスおよび高乳酸血症は消失し，意識障害は回復した．意識回復後，本人に確認したところ自殺目的でメトフォルミンとスピロノラクトン，カンデサルタンを合計50錠程度内服（それぞれどれだけ服用したかは記憶していない）していたことが判明した．
5．低体温および左方移動を伴う白血球上昇より，なんらかの感染症に伴う敗血症の可能性も考慮し，セフェピム4g/日の投与を行った．しかし，画像検査および培養はすべて陰性で

あり，メトフォルミン中毒で左方移動を伴う白血球上昇の報告例があるため[1]，本例もメトフォルミン中毒によるものが考えられた．第5病日には白血球は正常化した．またメトフォルミン中毒による低体温の報告も散見される[2]．
6．受診時メトフォルミン血中濃度は 280 mg/L（通常の治療域は 2 mg/L 以下）と後に判明した．

最終診断：メトフォルミンによる乳酸アシドーシス．

Clinical Pearls
・薬物大量服用が疑われるときは，Toxidrome がないかを確認することが重要である．患者は何をどれだけ飲んだか教えてくれないこともあるし，服用薬名や量が判明しても症状が出ているかどうかが重要である．
・糖尿病患者で乳酸アシドーシスをみた場合，敗血症や心原性などなんらかのショック以外に，服用していたらメトフォルミン中毒を考える必要がある．特に NSAIDs 服用など腎機能障害をきたす要因がある場合はそうである．

文献

1) Alivanis P, Giannikouris I, Paliuras C, et al.：Metformin-associated lactic acidosis treated with continuous renal replacement therapy. Clin Ther 28：396, 2006

2) Ahmad S, Beckett M：Recovery from pH 6.38：lactic acidosis complicated by hypothermia. Emerg Med J 19：169, 2002, Am J Med 125：e1, 2012

INDEX

和文索引

亜急性甲状腺炎 *52, 65*
亜急性連合性脊髄変性症 *102*
悪性腫瘍 *40, 87*
悪性リンパ腫 *52, 69, 93*
アザチオプリン *40*
アシドーシス *107*
アセトン臭 *108*
アニオンギャップ開大 *110*
アミロイドーシス *29, 75, 102*
アメーバ大腸炎 *69*
アルコール *7*
アルコール性神経障害 *102*
アルコール多飲 *80, 106*
アレルギー性紫斑病 *69*

異型リンパ球 *54*
意識障害 *7, 31, 54, 56, 80*
意識変容 *106*
異臭 *107*
1日尿蛋白 *84*
違法薬物 *107*
色黒 *77*
咽後膿瘍 *65*
インスリン抗体 *11*
インスリン自己免疫症候群 *11*
インスリン治療 *64*
インスリン濃度 *10*
咽頭炎 *81*
咽頭痛 *65*
陰嚢痛 *70*
インヒビター *39*
陰部 *42, 67*

ウェルニッケ脳症 *56*
右心カテ *20*
右心不全 *18, 81*
右側胸部 *21*
うっ血性心不全 *17*
ウレアーゼ産生菌 *60*

栄養障害 *80*
壊死性リンパ節炎 *94*
エルシニア *69*
塩分貯留 *16*

嘔吐 *41*
悪寒戦慄 *51*

蚊 *13*
回腸導管 *60*
解剖学的 *21*
潰瘍 *83*
喀痰検査 *99*
角膜糜爛 *100*
角膜フリクテン *24*
下肢静脈弁不全 *74*
下肢静脈瘤 *103*
下腿径の左右差 *88*
下大静脈圧迫 *90*
カテーテル関連血流感染 *57*
可動域 *48*
化膿性胆管炎 *56*
かゆみ *47*
川崎病 *43*
癌 *102*

肝炎 *66*
感覚障害 *101*
眼球運動障害 *76*
眼球頭位反射 *83*
間歇痛 *69, 70*
間歇的 *52*
肝硬変（症） *16, 29, 74*
肝細胞癌 *26*
肝腫大 *28*
肝障害 *26*
緩徐進行性 *101*
乾性咳嗽 *26*
肝生検 *29*
癌性心外膜炎 *87*
肝性脳症 *7, 58, 80*
関節亜脱臼 *100*
関節炎 *46*
関節過進展 *100*
関節痛 *95*
関節内出血 *36*
関節破壊 *99*
感染症 *31, 56, 107*
感染性心内膜炎 *52, 92, 110*
肝臓転移 *26*
カンピロバクター *69*
肝不全 *46*
肝不全用アミノ酸製剤注射液 *60*
漢方薬 *75*
関連痛 *23*

気胸 *86*
菊池-藤本病 *94*
帰国 *70*
帰国後 *12*
寄生虫 *27*
基底核 *61*

INDEX

キニーネ　*15*
偽膜性腸炎　*57*
嗅覚の低下　*102*
急性ウイルス性咽頭炎　*65*
急性冠症候群　*86*
急性喉頭蓋炎　*65*
急性腎盂腎炎　*34*
急性大動脈解離　*86*
凝固障害　*36*
狭心症　*86*
胸水　*81, 99*
胸腺腫　*63*
胸椎MRI　*24*
胸膜炎　*86, 99*
胸膜痛　*95*
起立性血圧・脈拍変化　*103*
起立性低血圧　*43*
起立性変化　*42*
緊急透析　*110*
緊急ヘルニア修復術　*90*
筋層内出血　*36*
金属音　*88*

クモ状血管腫　*28*
クリオグロブリン血症　*75, 83*
クリプトコッカス抗原　*85*
クローン病　*92*
グロブリン　*27*

頸静脈怒張　*19, 81, 83, 89*
経食道心エコー　*84*
血圧低下　*54, 108*
血液ガス分析　*63*
血液培養　*14, 43, 83, 110*
血液分布異常性　*88*
結核　*22, 26, 52, 93*
結核性脊椎炎　*24*
血管炎　*53, 70, 84*
血管透過性亢進　*74*
血管内リンパ腫　*54*
血管浮腫　*47*

血管壁異常　*36*
血球貪食症候群　*94*
月経歴　*42*
血腫　*36*
血漿浸透圧ギャップ　*109*
血小板異常　*36*
血小板減少　*67, 94*
血清Cu　*63*
血栓性血小板減少性紫斑病　*83*
血中ケトン　*63*
血糖　*63*
血糖チェック　*108*
血尿　*70, 81, 84*
結膜充血　*43*
下痢　*41, 66*
腱鞘炎　*46*
腱鞘滑膜炎　*49*
腱反射　*104*
腱反射弛緩相　*48*
腱反射弛緩相-遅延　*58*
腱反射低下　*76*
腱付着部　*48*

高Ca血症　*56, 97*
高CO_2血症　*57*
抗DNA抗体　*95*
高NH_3血症　*57*
口蓋垂　*66*
抗核抗体　*85*
口腔カンジダ症　*67*
後頸部リンパ節　*66*
膠原病　*40, 97*
好酸球　*27*
好酸球増多　*49*
抗酸菌PCR　*85*
膠質浸透圧低下　*46*
甲状腺機能　*99*
甲状腺機能低下症　*58, 74, 80*
甲状腺中毒症　*57*
後天性血友病　*37*
紅斑　*95*
後腹膜　*70*

項部硬直　*82*
肛門　*67*
抗リン脂質抗体症候群　*39*
高齢者　*31*
誤嚥性肺炎　*33, 86*
呼気尿臭　*82, 108*
呼吸困難　*52, 97*
呼吸不全　*54*
呼吸抑制　*108*
黒色便　*26*
骨硬化性病変　*78*
骨盤内炎症　*42*
骨びらん・浸食像　*100*
昏睡　*54*

細胞内増殖性病原体　*93*
左心不全　*86*
嗄声　*26, 58*
左右対称性　*101*
サルコイドーシス　*92*
サルモネラ　*69*
Ⅲ音　*19*

糸球体腎炎　*46, 81, 83*
軸関節　*48*
軸索障害　*78*
シクロフォスファミド　*85*
自己抗体　*83, 99*
自己中断　*107*
自己免疫疾患　*53, 91*
自己免疫性肝炎　*29, 81*
自殺　*107*
四肢末梢　*101*
姿勢　*66*
自然軽快　*72*
舌-発赤　*43*
紫斑　*36, 83*
就下性浮腫　*74*
収縮性心膜炎　*19*
手指腫脹　*43*
出血傾向　*36*

出産　40
循環血液量減少性　88
循環血漿量増加　74
循環不全　54
消化管出血　42, 102
消化管内視鏡検査　104
消化性潰瘍　87
小紅斑　67
小腸閉塞　87
上部消化管　87
漿膜炎　99
静脈血栓　72
静脈性　72
静脈洞血栓症　34
食道裂孔ヘルニア　87, 90
ショック　88
除皮質肢位　83
徐脈　108
自律神経機能　103
自律神経障害　75
心エコー　83, 89, 99
神経学的巣症候　58
神経学的巣徴候　82
神経精神 SLE　85
神経脱落症状　62
神経伝導速度　78
心血管イベント　107
心原性　88
進行胃癌　87
心雑音　83
振水音　88
腎生検　84
振戦　61, 102
腎前性　110
心臓 MRI　20
心タンポナーデ　87
心電図　99
浸透圧利尿　109
心嚢水　100
深部静脈血栓症　74
心不全　46, 74, 107
腎不全　74, 84, 102, 107
心房細動　99

心膜ノック音　19
心膜剥離術　20

髄液検査　83, 110
髄液-細胞数増多　84
錐体外路　61
錐体外路徴候　103
髄膜炎　81, 91
ステロイド　50
ストレス　107

性交渉　91
性交渉歴　66
性交歴　42
精神疾患　80
成人発症 Still 病　92
成人発症シトルリン血症　60
静水圧上昇　49
脊柱　70
脊椎炎　52
脊椎病変　22
セルロプラスミン（Cp）　63
セロトニン症候群　108
前頸部リンパ節　66
潜血反応　70
先行部分症候　95
線条体の高信号所見　64
全身性エリテマトーデス　61, 83
前立腺炎　52
前立腺癌　40

造影 CT　89
臓器腫大　78
足底腱膜炎　47
側頭動脈炎　52
組織球性壊死性リンパ節炎　94

タール便　88
第IX因子活性　39

帯下　42
代謝性アシドーシス　109
体重減少　25, 62
帯状疱疹　70
大腸炎　70
大腸憩室炎　69
体熱感　97
第VIII因子活性　39
大網梗塞　72
高安病　65
多呼吸　63
脱水　31
脱髄　78
多尿　62
他人の手徴候　61
多発神経炎　76
多発性骨髄腫　29, 60
多発性出血性梗塞　34
多発性塞栓　84
胆石症　70
単中心性 Castleman 病　79
蛋白尿　84
蛋白漏出性胃腸症　74

遅延性再出血　36
チクングニヤ熱　12
膣分泌物培養　43
虫垂炎　69
中枢神経性発熱　93
腸管虚血　69
腸間膜リンパ節　78
腸結核　69
腸重積症　69
腸チフス　12, 69
腸腰筋徴候　70
腸腰筋膿瘍　69
直腸診　70, 88, 103
治療的診断　50

ツツガムシ病　12
ツベルクリン反応　23

INDEX

手足浮腫　46
低 Na 血症　56, 106
低アルブミン血症　74
低栄養　74
低血糖　7, 8, 56, 106
低体温　109
低蛋白血症　84
鉄欠乏　102
デルマトーム　22
電解質異常　31, 56, 80
デング熱　12
点状出血　83
伝染性単核球症　65, 91

頭蓋内転移　56
動作障害　102
糖尿病　80, 102, 106
糖尿病 DM　61
糖尿病性ケトアシドーシス　106
頭部 MRI　34, 83
動脈血液ガス　99
毒素性ショック症候群　43
特発性食道破裂　86
毒物　107
鈍痛　21

生もの（海産物，肉類，卵）　70

肉芽腫性疾患　92
乳酸　63
乳酸アシドーシス　109
乳酸上昇　110
乳頭浮腫　82
尿-泡立ち　81
尿検査　99
尿色　70
尿中迅速薬物検査　109
尿中薬物反応　63

尿道カテーテル関連尿路感染症　57
尿毒症　59, 80, 106
尿路感染症　33
尿路結石症　69
妊娠　46

熱感　47
熱中症　31
ネフローゼ　46
ネフローゼ症候群　16, 74, 81
捻転　72
粘膜出血　36
粘膜疹　62

脳 MRI　63
脳炎　33, 81, 91
膿胸　86
脳血管障害　31, 106
脳梗塞　56
脳膿瘍　33, 91
膿瘍　53, 92

パーキンソン病　102
肺炎　99
肺癌　26, 40, 63
肺結核　97
敗血症　109
肺塞栓　52
肺塞栓症　86
梅毒　62
培養検査　52
白苔　66
拍動性腫瘤　88
曝露歴　51
橋本病　46
バセドウ病　46
発汗　10
白血球減少　94
白血球増多　71, 110
白血病　92

発疹　66
発声　66
発達障害　80
発熱　12, 41, 51, 65, 83, 99
羽ばたき振戦　59, 82, 108
パラチフス　69
パルス療法　85
バルプロ酸　60
汎血球減少　99
反跳痛　73
ハンチントン病　61
反応性関節炎　47

非アルコール性脂肪肝炎　81
皮下気腫　88
比較的徐脈　14
比較的除脈　93
皮下出血斑　36
ビカルタミド　40
非ケトン性高浸透圧　106
非再発性好酸球増多性血管浮腫　50
脾腫　66, 93
鼻出血　26
微小循環不全　55
皮疹　62, 66
ビタミン B_1 欠乏症　74
ビタミン B_{12}　102
皮膚感染症　81
皮膚生検　84
皮膚点状出血　36
病原性大腸菌　69
表在・深部知覚低下　103
病的反射　33
貧血　46, 97
頻脈　63, 97
頻脈性心房細動　86
頻脈性不整脈　99

フェリチン　94
腹腔内膿瘍　72
腹腔内リンパ節腫脹　29

115

副腎不全　27, 58
腹水　19, 81
副鼻腔炎　91
腹部造影CT　71
腹部膨満感　16
腹壁静脈怒張　89
腹壁由来　70
腹膜垂炎　72
腹満　16
浮腫　16, 80
舞踏様運動　61
部分てんかん発作　61
プリマキン　15
プレドニゾロン　30, 40

閉塞性　88
閉塞性ショック　90
ペットボトル飲用歴　62
ヘモクロマトーシス　29
ヘルニア嚢内絞扼　90
ヘルペス科ウイルス　91
便潜血　103
扁桃炎　67
扁桃周囲　65
便秘　21

傍脊柱軟部組織線　23
歩行障害　75
補償療法　104
補体　83

末梢血スメア　14
マラリア　12
マラリア原虫　15
慢性　101
慢性肝疾患　81
慢性心房細動　74

水多飲　106

三日熱マラリア　15
ミトコンドリア脳筋症　62
ミノサイクリン　45

無菌性炎症　72
ムズムズ脚症候群　102

メチルプレドニゾロン　85
メトフォルミン　107

門脈体循環短絡　58

夜間覚醒　102
薬剤　16, 40, 46, 56, 74
薬剤性　22
薬剤熱　93
薬剤の過量服用　106

有痛性末梢神経障害　75

溶血性尿毒症症候群　83
腰部交感神経　22
溶連菌迅速検査　43

落屑　45
ラクツロース　60
ランダム皮膚生検　54

リツキシマブ　54
リンパ球減少　67
リンパ腫　91
リンパ節　66
リンパ節腫大　93
リンパ節腫脹　43, 62, 67
リンパ節生検　94

レプトスピラ症　12
連銭形成　29

ロキソプロフェン　107

欧文索引

ABG　99
ACE　94
ACS　86
Acute retroviral syndrome　68
AEIOU-TIPS　7, 31
AIH　81
ANA　94, 95, 100
AOSD　92
APTT　39
Argyll-Robertson 瞳孔　62
A 型肝炎　12
A 群溶連菌感染症　65

B

Babinski　83
Behçet 病　69
blind loop　56
Boerhaave 症候群　86
B 型急性肝炎　92

Carnett 徴候　70
Castleman 病　78
CD4 数　67
CHOP 療法　54
CMV　54, 65
CNS-lupus　85
Crohn 病　69
CRP 上昇　71
C 型肝炎　75

INDEX

dependent edema　*74*
DIC　*14*
dsDNA-IgG 抗体　*100*
dysesthesia　*70*

EBV　*54*, *65*, *91*

febrile headache　*93*
FEUN　*110*

guarding　*73*

Hamman 徴候　*88*
HbA1c　*63*
hemichorea　*61*
HIV　*12*, *65*, *91*
HIV 感染　*62*
HIV 検査　*67*
HLH　*94*
HSV-DNA-PCR　*85*

IE　*92*
IGRA　*23*
IM　*91*

Jaccoud 関節　*99*

Kayser-Fleischer 輪　*62*, *82*
Kussmaul 呼吸　*108*
Kussmaul 徴候　*19*

LDH　*94*
Lemierre 症候群　*65*

Libman-Sacks 心内膜炎　*85*
lupus band　*84*, *95*
lupus-nephritis　*85*

Meckel 憩室炎　*69*
mimics　*69*
Mixing test　*39*
motor 優位　*101*
MRSA　*44*
MRV（MR venography）　*34*
M 蛋白　*78*

NASH　*81*
NEAE　*50*

oral hairy leukoplakia（OHL）　*67*

paraneoplastic syndrome　*61*
PBC　*29*
PE　*86*
Plasmodium vivax　*15*
POEMS 症候群　*75*
polyneuropathy　*101*

Restless Legs Syndrome　*102*
retrocecal　*70*
RNA-PCR　*67*
Romberg 徴候　*103*

sensory 優位　*101*
SIADH　*106*
SIRS　*59*, *109*
SLE　*62*, *83*, *95*, *99*
small fiber neuropathy　*103*
SS-A/Ro 抗体　*100*
SS-B/La 抗体　*100*
STS　*68*

succession splash　*88*

Toxidrome　*108*
TPHA　*68*
TSS　*43*
TSST-1　*44*
TTKG　*110*
TTP/HUS　*83*

VEGF　*78*

Wegener 肉芽腫　*26*
Weil 病　*43*
Wernicke 脳症　*7*, *8*
Wilson 病　*62*, *81*

最終診断一覧……本書を通読した後で、最後に開いてください．

Case 1	繰り返す意識障害	→インスリン自己免疫症候群（おそらく特発性）	植西 憲達	7
Case 2	帰国後2週間してからの発熱	→三日熱マラリア（*Plasmodium vivax*）	土井 朝子	12
Case 3	難治性浮腫	→収縮性心膜炎（おそらく特発性）	酒見 英太	16
Case 4	しつこい胸腹部痛と頑固な便秘	→結核性脊椎炎	酒見 英太	21
Case 5	意図せぬ緩徐な体重減少	→自己免疫性肝炎，十二指腸潰瘍（ヘリコバクターピロリ陽性）	上田 剛士	25
Case 6	3日間で進行した意識障害	→直静脈洞および左S状静脈洞血栓症による多発出血性脳梗塞	羽田野義郎	31
Case 7	繰り返す紫斑と血腫	→後天性血友病（第Ⅷ因子インヒビター産生による）	上田 剛士	36
Case 8	発熱，水溶性下痢と嘔吐	→毒素性ショック症候群	碓井 文隆	41
Case 9	亜急性の手足浮腫	→非再発性好酸球増多性血管浮腫（NEAE）	植西 憲達	46
Case 10	間歇的に起こる発熱	→血管内リンパ腫（IVL）	栗山 明	51
Case 11	反復する意識障害	→門脈体循環短絡による高NH_3血症	植西 憲達	56
Case 12	9日前からの片腕の不随意運動	→糖尿病性舞踏病	酒見 英太	61
Case 13	咽頭痛，頸部リンパ節腫脹	→急性HIV感染症（急性レトロウイルス感染症）	酒見 英太	65
Case 14	急性の右の腹痛	→大網梗塞	酒見 英太	69
Case 15	1年前からの両下腿浮腫	→腹腔内Castleman病を伴うPOEMS症候群	上田 剛士	74
Case 16	全身浮腫に続く意識障害	→SLE（CNS-lupus, lupus-nephritis, Libman–Sachs endocarditis）	植西 憲達	80
Case 17	胸痛と呼吸苦に続くショック	→胃前庭部嵌頓食道裂孔ヘルニア	植西 憲達	86
Case 18	2週間続く発熱	→組織球性壊死性リンパ節炎（菊池–藤本病）	酒見 英太	91
Case 19	1週間前から増悪する倦怠感	→SLE（Jaccoud関節，漿膜炎，シェーグレン症候群を伴う）	金森 真紀	96
Case 20	下肢に強い四肢のしびれ	→鉄欠乏症によるムズムズ脚症候群	酒見 英太	101
Case 21	1時間前からの意識障害	→メトホルミンによる乳酸アシドーシス	植西 憲達	106

Ⓒ 2015

第1版第2刷発行　2016年6月3日
第1版発行　2015年3月3日

診断推論 Step by Step
症例提示の6ステップで鑑別診断を絞り込む

|検印省略|

編著　酒見英太

（定価はカバーに表示してあります）

発行者　　　　　　　　林　峰子
発行所　　株式会社 新興医学出版社
〒113-0033　東京都文京区本郷6丁目26番8号
電話　03（3816）2853　　FAX　03（3816）2895

印刷　三報社印刷株式会社　　ISBN978-4-88002-754-8　　郵便振替　00120-8-191625

・本書の複製権・翻訳権・上映権・譲渡権・公衆送信権（送信可能化権を含む）は株式会社新興医学出版社が保有します。
・本書を無断で複製する行為（コピー，スキャン，デジタルデータ化など）は，著作権法上での限られた例外（「私的使用のための複製」など）を除き禁じられています。研究活動，診療を含み業務上使用する目的で上記の行為を行うことは大学，病院，企業などにおける内部的な利用であっても，私的使用には該当せず，違法です。また，私的使用のためであっても，代行業者等の第三者に依頼して上記の行為を行うことは違法となります。
・JCOPY 〈（社）出版者著作権管理機構　委託出版物〉
本書の無断複製は著作権法上での例外を除き禁じられています。複製される場合は，そのつど事前に，（社）出版者著作権管理機構（電話 03-3513-6969，FAX 03-3513-6979，e-mail：info@jcopy.or.jp）の許諾を得てください。